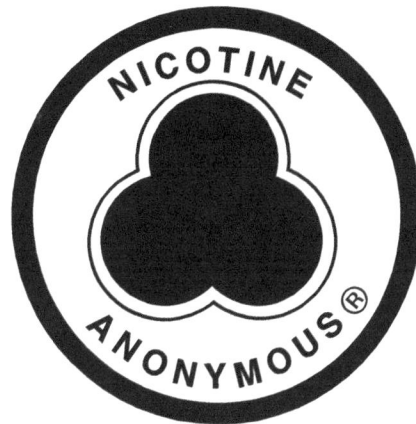

Анонимные Никотинозависимые Рабочая Тетрадь по изучению Шагов

Первое издание: 2019

Nicotine Anonymous World Services, Inc.

Dallas, Texas

Based on the English edition of *Nicotine Anonymous Step Study Workbook*
© 2014 by Nicotine Anonymous®*
This material may be reproduced ONLY for use within
Nicotine Anonymous, except with written permission from
Nicotine Anonymous World Services
6333 Mockingbird Lane, Suite 147-817
Dallas, TX 75214 USA

First Edition 2014
ISBN-13: 978-0-9770115-6-8

Distributed by Epigraph Publishing Service

Анонимные Никотинозависимые Рабочая Тетрадь по изучению Шагов
© 2019 Всемирное обслуживание Анонимных Никотинозависимых
Nicotine Anonymous World Services
6333 Mockingbird Lane, Suite 147-817
Dallas, TX 75214 USA

Первое издание: 2019
ISBN-13: 978-1-7338939-3-0

Содержание

Предисловие

Эта рабочая тетрадь предназначена для помощи нашим участникам в «работе по Шагам». Некоторые используют эту Программу только для того, чтобы прекратить употреблять никотин. Многие другие либо слышали, либо осознают, что существует нечто гораздо большее, чего можно достичь для улучшения качества жизни с помощью работы по Шагам и применения их на постоянной основе. В конечном итоге, результат Двенадцатого Шага—это обретение духовного пробуждения и преобразование нашего опыта зависимости в ценный актив для помощи другим зависимым от никотина, которые ищут выздоровления, а также напоминание нам о применении на практике во всех областях нашей жизни принципов, которым мы научились на протяжении этого процесса.

Мы надеемся, что и новички, и те, кто раньше уже работал по Шагам, сочтут эту рабочую тетрадь полезным руководством для углубления понимания и применения Шагов. Мы рекомендуем членам Анонимных Никотинозависимых работать по этой рабочей тетради со своими спонсорами или другими опытными членами группы или Сообщества. Аспекты каждого Шага вкратце обозначаются и рассматриваются по отдельности. Каждый аспект сопровождается рядом вопросов. Члены Анонимных Никотинозависимых могут записывать ответы в любом подходящем для них формате. В процессе проработки вопросов, вы можете решить пропустить некоторые из них и вернуться к ним позже. Вы также можете придумать дополнительные вопросы и/или более развернутые ответы. Пожалуйста, добавьте их в ваши личные примечания, используйте любой метод, который лучше всего работает для вас. По прошествии времени может оказаться полезным заново пересмотреть ваши ответы и добавить новые точки зрения.

Напоминаем, что имя собственное *Бог* и местоимение мужского рода *Он* или *Его* содержатся в некоторых из этих Шагов, поскольку словообразование основывается на оригинальном тексте Двенадцати Шагов Анонимных Алкоголиков, написанном в 1939 году. Переработка этих Шагов в применении к Анонимным Никотинозависимым не преследует своей целью присоединение к Анонимным Алкоголикам или к какой-либо секте или религиозной организации. Анонимные Никотинозависимые—это не религия, и не имеет какого-либо «официального» или «одобренного» духовного пути. Наша программа основана на универсальных духовных принципах и опирается на понятие о *Боге, Высшей Силе, или Силе, более могущественной, чем мы,* как на основное средство, чтобы выздороветь от активной зависимости от никотина. Наши Традиции призывают нас сосредотачиваться на принципах и избегать споров и противоречий, чтобы мы могли лучше исполнять нашу главную цель—поддерживать наших товарищей, страдающих от никотиновой зависимости. Каждый участник волен прийти к собственному пониманию Силы, более могущественной, чем он, и открыть цель и смысл привлечения Высшей Силы в свою жизнь.

Первый Шаг

Мы признали своё бессилие перед никотином—что наши жизни стали неуправляемы

Первый Шаг—это отправная точка процесса выздоровления. Мы начинаем честно смотреть в лицо нашему употреблению никотина. Для этого путешествия нам нужно либо принести вместе с собой, либо найти на протяжении этого пути такие духовные принципы, как честность, готовность, смирение, принятие, доброта и открытый разум.

Поначалу всё, на что мы надеялись—это лишь прекратить компульсивное употребление никотина и снизить обеспокоенность физическими и / или финансовыми последствиями. Однако, члены Анонимных Никотинозависимых, которые пришли в Сообщество прежде нас, обнаружили подлинные дары работы по Шагам Анонимных Никотинозависимых в духовном пробуждении и улучшении качества их жизни. Путь выздоровления, который зачастую ведёт нас «далеко за пределы наших самых смелых мечтаний», начинается с Первого Шага.

Помните, эта программа—«МЫ». *Вместе мы меняемся*—один из наших девизов. Мы не путешествуем по этой дороге выздоровления в одиночку. Каждому из нас помогают на протяжении этого пути наши товарищи в выздоровлении, спонсоры и наша Высшая Сила.

Признание фактов бывает нелёгким делом. Любое признание может быть трудным. Раскрыть себя, стать уязвимыми перед другими людьми бывает неприятно, а подчас и вовсе ужасно—из-за значимости момента или болезненных воспоминаний, настигающих нас в неподходящей обстановке. Здесь, в Первом Шаге, признание жизненно необходимо. Но не отчаивайтесь: собрания являются безопасным местом, где все члены Анонимных Никотинозависимых могут открыться и получить поддержку группы выздоравливающих людей, которые их понимают.

Открытое признание правды воодушевляет и распахивает двери навстречу истине. Необходимо пробить и разрушить до основания стену отрицания, которая позволяет лжи, оправданиям и рациональным объяснениям создавать нам благоприятные условия для продолжения употребления никотина. Отрицание больше не может определять наше поведение. У нас есть программа выздоровления, которая может поддержать нас при прохождении этого жизнеутверждающего процесса.

Отрицание—это распространённая реакция на реалии зависимости. В отрицании мы не способны осознать или в полной мере воспринять факты, которые прямо у нас перед глазами—что мы стали зависимы от наркотика, который мы не можем прекратить употреблять, и что существует много негативных последствий для нас самих и для других людей.

Мы можем говорить себе: «Я люблю курить», не придавая при этом никакого значения или приуменьшая последствия этой разрушительной связи с никотином. Мы пренебрегаем или избегаем узнавать правду о том, как никотин управляет химическими процессами в мозге, чтобы создавать эту «любовную иллюзию».

Мы можем верить, что никотин облегчает стресс. Но единственный стресс, который временно облегчается с помощью употребления никотина—это симптомы воздержания от никотина, которые начинаются приблизительно через 20 минут после каждой дозы.

Этот наркотик также вызывает нечувствительность (или невозможность осознания) к острой физической реакции на вдыхание никотина и многих других ядовитых веществ в табачном дыме. Многие из тех же самых ядовитых веществ также содержатся в других способах употребления никотина, не связанных с курением. При курении всегда выделяется угарный газ, который блокирует доставку кислорода к нашим органам и тканям. Тело вопит в кошмарной панике, в то время как мозг витает в никотиновых грёзах. Не имеют никакого значения публичные предупреждения со стороны органов здравоохранения, ведь мы свято верим, что это никогда не коснётся нас.

Да, мы можем верить, что наш случай—особенный, что мы каким-то чудесным образом неуязвимы. Отрицание будет приуменьшать то, что мы делаем, и указывать на то, что другие люди курят больше, чем мы. Мы можем обращать внимание только на некоторых курильщиков, которые, как кажется, живут долго и не испытывают никаких проблем со здоровьем, и игнорируем, что шесть миллионов людей в год умирают от болезней, связанных с курением, в то время, как ещё гораздо большее число курильщиков страдают от серьёзных заболеваний.

Мы можем верить, что сигареты—это наш «лучший друг», который всегда с нами, и в хорошие времена, и в плохие. Но не отрицаем ли мы, каков на самом деле этот друг? Что за друг будет хотеть, чтобы от нас плохо пахло? Что за друг захочет прожечь дыры в нашей одежде и мебели, и фактически сжечь наши деньги? Разве лучший друг захочет отгораживать нас от других людей и самих себя дымовой завесой? Разве он будет опасен для нас, вызывая столько изнурительных, смертельных болезней?

Духовные принципы честности, готовности, смирения, принятия и открытого ума, как и говорилось выше, потребуются для выполнения Первого Шага. Мы честно признаемся в нашей зависимости. Мы готовы со смирением и принятием капитулировать перед лицом правды нашего положения. Мы держим наш ум открытым, чтобы распознать и снизить сопротивление.

Спросите себя:

1–1:Готов(а) ли я искренне признать, что я бессилен(-на) перед никотином? _____ Почему?

_____

_____

_____

_____

_____

_____

_____

_____

_____

1–2: В состоянии ли я принять, что я больше не могу продолжать употреблять никотин? Почему?

_____

_____

_____

_____

_____

_____

_____

_____

_____

1–3: Обеспокоен(а) ли я тем, что другие люди подумают обо мне, если я признаюсь в моей зависимости? _____ Поясните.

_____

_____

_____

_____

_____

_____

_____

1–4: Что я говорю или делаю, чтобы объяснить или оправдать мое употребление никотина?

_____

_____

_____

_____

_____

_____

_____

_____

_____

_____

_____

_____

_____

1–5: Каким образом стыд может повлиять на мою готовность признать какую-либо правду?

_____

_____

_____

_____

_____

1–6: До чего я дохожу и / или какую ложь я говорю сам(а) себе, чтобы употреблять никотин? Перечислите и опишите.

_____

_____

_____

_____

_____

1–7: Выбрасываю ли я из головы то, как моя зависимость влияет на других людей? Если да, то в чем заключается влияние?

_____

_____

_____

_____

_____

_____

1–8: Избегаю ли я рискованных попыток бросить курить, потому что боюсь тех чувств, которые испытаю в случае ожидаемой неудачи? _____ Поясните.

_____

_____

_____

_____

1–9: Думаю ли я, что смогу собственными силами справиться с прекращением употребления никотина, не нуждаясь в поддержке других людей? _____ Поясните.

_____

_____

_____

_____

1–10: Начал ли я уже ощущать облегчение от признания какой-либо лжи или фальшивых оправданий, касающихся мой зависимости? _____ Поясните.

_____

_____

_____

_____

Реальность такова, что мы бессильны перед никотином, и многие новички с лёгкостью соглашаются с этим. Констатация этой правды вслух может принести им облегчение. Возможно, они боролись годами, чтобы прекратить употреблять никотин, но не могли освободиться от него или остаться свободными. Они осознали, что пока в их организме содержится никотин, у них нет никакой личной силы, чтобы контролировать свое употребление никотина.

Однако для других новичков бессилие—совсем не то, что им хотелось бы испытать и принять. Они могут неправильно истолковывать бессилие—как слабость или как дефект характера. В конце концов, многие из нас употребляли никотин, потому что хотели чувствовать себя более сильными, более способными управлять.

Обычно мы находимся в борьбе с самими собой, так же, как наша семья и друзья, защищающиеся от нашего употребления никотина. Мы только и следим, чтобы никто не посмел покуситься на наше чувство самоопределения, наши «права». По этой причине, «переключение механизма в режим бессилия», чтобы продвинуться вперед в выздоровление может быть на первое время сложной для восприятия концепцией.

Признание, что мы бессильны перед никотином, фактически раскрывает перед нами новые возможности. Как утверждается в изречении: «Истина сделает вас свободными». Если бы мы имели власть над никотином, если бы употребление действительно было предметом выбора, стали бы мы вытворять всё то, что составляет нашу личную историю поведения и установок, связанных с употреблением никотина?

Зависимость от никотина—это мощная сила, обусловленная не только химическим воздействием никотина на мозг, но так же историей культуры употребления никотина, рекламными кампаниями в средствах массовой информации, кумирами из фильмов, примерами тех, на кого нам хотелось походить, ровесниками, и нашими собственными личными ритуалами употребления никотина. Всё это накопилось в нашей голове. К тому же, зависимость начинает развиваться в молодости, в то время как наш мозг и представление о себе все ещё формируются. Вдыхание никотина в табачном дыме ускоренно доставляет его в мозг. Это почти мгновенное вбрасывание никотина значительно усиливает хватку зависимости.

Для того чтобы получить дары, которые предлагает Первый Шаг, нам необходимо пересмотреть своё понимание капитуляции. Капитулировать—это не просто покориться и согласиться, что мы являемся зависимыми от никотина. Капитуляция—это принятие всей правды и цель Первого Шага.

Некоторым из нас до боли ясно, что они зависимы, и безусловная капитуляция перед лицом правды обо всей их ситуации в целом для них очевидна и необходима. Что касается других, возможно, они пришли в Анонимные Никотинозависимые, думая, что курение или жевание табака было просто «дурной привычкой», которую они должны прекратить, и это поведение совсем мало или вообще не связано с другими областями их жизни и поведением. Намерение серьезно измениться и полностью капитулировать может по-прежнему не выглядеть для них таким уж необходимым.

Тем не менее, важно понять, каким образом эта зависимость воздействует на нашу жизнь, как явными, так и незаметными способами. Держать наш ум открытым будет важно на протяжении всего процесса выздоровления. Смирение дает возможность для открытий. В конце концов, члены двенадцатишаговых программ пришли к заключению, что «если ничего не менять . . . ничего не изменится».

Спросите себя:

1–11: Как часто и к каким значимым датам обещал(а) я самому(ой) себе и/или другим людям, что брошу курить или употреблять табак?

_____

_____

_____

_____

1–12: Сколько раз я на самом деле пытался(-ась) бросить курить? _____

1–13: Какие ещё методы я использовал(а) в попытках прекратить употреблять никотин?

_____

_____

_____

_____

_____

1–14: Чем я рисковал(а) или до каких крайностей доходил(а), чтобы купить никотиносодержащие продукты?

_____

_____

_____

_____

_____

_____

_____

1–15: Перед чем я бессилен(-на)?

_____

_____

_____

_____

_____

1–16: Что я думал(а) о капитуляции и о том, что это означает, до того, как присоединиться к Анонимным Никотинозависимым?

_____

_____

_____

_____

1–17: Возмущает ли меня каким-либо образом, когда мне говорят о необходимости капитулировать? _____ Поясните.

_____

_____

_____

1–18: Что я думаю о том, как выглядит поведение зависимого человека или наркомана?

_____

_____

_____

_____

_____

1–19: Могу ли я распознать некоторые из этих черт в самом(-ой) себе? _____ Опишите.

_____

_____

_____

_____

_____

1–20: Склонен(-на) ли я сначала совершать действия, а потом сожалеть? Если это так, определите, в каких ситуациях.

_____

_____

_____

_____

_____

1–21: Как употребление никотина влияет на меня физически, эмоционально и духовно?

_____

_____

_____

_____

_____

1–22: Согласен(-на) ли я с тем, что больше не смогу употреблять никотин снова, даже после длительного периода воздержания? _____ Почему?

_____

_____

_____

1–23: Нашёл(-ла) ли я уже по собственному желанию спонсора, и принимаю ли я его или её рекомендации и руководства? _____ Поясните.

_____

_____

_____

_____

Наша жизнь стала неуправляемой во многих смыслах. Очевидность этого часто может служить доказательством нашего бессилия перед никотином. Эта неуправляемость может присутствовать в нашей повседневной жизни и делах так же, как и внутри нас самих, в наших душах, мыслях, и убеждениях. Иногда хаос довольно очевиден, но зачастую мы не обращаем на него внимания. В некоторых случаях мы настолько привыкли к хаосу, что даже не отдаем себе отчета в том стрессе и дисфункции, которые он создает в нашей жизни.

Из-за курения или жевания табака мы лишаемся многих возможностей приятного времяпрепровождения. Также сужается возможный выбор карьеры и работы. Увеличивается стоимость медицинской страховки. Мы можем откладывать оплату счетов и покупку самого необходимого; или отказаться от таких удовольствий как поездка в отпуск или переезд в более приятное место жительства. Семья и друзья могут постоянно ругаться с нами о прекращении нашего употребления никотина.

Мы можем проводить меньше времени с детьми или оставлять их без присмотра для того, чтобы мы могли употребить никотин. В наше время, когда большинство школьников учат, как опасно употребление табака, мы заставляем их постоянно тревожиться о том, что мы заболеем или умрём. Наши дети могут заболеть от нашего курения. Или они сами могут начать употреблять никотин, мы не можем служить для них хорошими примерами, и к нам мало доверия, если мы пытаемся отговорить их от употребления.

Изнутри наша неуправляемость проявляет себя во лжи, ложных убеждениях, фальшивых фантазиях, чувстве вины, стыда, самонадеянности, сосредоточенности на себе, отвращении к самому себе, и во многих других негативных формах. Они могут глубоко укорениться, и от них трудно избавиться. Работа по Шагам—это часть процесса «прояснения ума», и одна из причин, почему выздоровление—это гораздо больше, чем просто прекратить употреблять никотин.

«Достижение дна» может быть разным для каждого из нас. У некоторых дно глубже, темнее и опаснее, чем у других. Иногда мы думаем, что мы достигли дна, но это ещё не окончательное дно; мы прекращаем употреблять, потом срываемся и страдаем от ещё больших потерь. Мы можем также достичь нашего дна в результате неожиданного попадания в больницу.

Вероятнее всего, дном послужит ситуация отчаяния и изоляции. Также это может быть связано с проблемами со здоровьем. Никакая ложь или оправдания не помогут нам выпутаться. Обвинение других людей, ситуаций и обстоятельств не отменит того факта, что мы чувствуем себя оставшимися один на один с *нашей* проблемой.

Каким бы бедственным ни было дно, оно может стать тем местом, от которого можно оттолкнуться и выйти навстречу свободе от никотина. Когда продолжать употреблять никотин становится более несносно и приносит больше страданий, чем пройти через ожидаемый синдром отмены и страх вхождения в неизвестное и непривычное, мы начинаем совершать изменения.

Другой аспект неуправляемости—это пресловутый опыт срыва, часто встречающийся у зависимых от никотина. Однако не стоит использовать неуправляемость как оправдание срыва или продолжения употребления никотина. Если мы позволим срыву затянуться, он может продлиться очень долго, прежде чем мы вырвемся на свободу снова, если это вообще произойдет.

Обнадёживает, что любой срыв возвращает нас обратно в Первый Шаг, чтобы обновить и углубить нашу капитуляцию. У нас может возникнуть случай, даже отдельный момент, когда мы «забудем», что бессильны перед никотином. Нам может прийти в голову, что мы можем позволить себе выкурить «всего одну сигарету», чтобы справиться с ситуацией. Угроза срыва—одна из причин, почему мы работаем по этой программе каждый день. Мы никогда не сможем сделать наше выздоровление и свободу чем-то само собой разумеющимся.

Срыв не обречен стать неудачей, если взамен ему приходят выученные уроки. Одно из утверждений в «Наших Обещаниях» гласит: «Постепенно мы станем больше интересоваться Анонимными Никотинозависимыми, чем никотином». Срыв может произойти, когда мы предпочитаем сосредотачиваться скорее на никотине, чем на принципах нашей программы и взаимной поддержке.

Если мы отступим от смирения Первого Шага, мы рискуем «оступиться с обрыва» и упасть глубоко в пропасть нашей зависимости. Срыв начинается в нашей голове ещё до того, как мы снова введем никотин в наш мозг. Внимательно следите за предупреждающими знаками на «краю обрыва» и *Шагайте Обратно к Первому Шагу.*

Спросите себя:

_____

_____

_____

_____

1–24: Что происходит, когда я применяю мою силу воли к моему употреблению никотина?

_____

_____

_____

1–25: Каким образом моя жизнь становится неуправляемой в результате моего употребления никотина?

_____

_____

_____

_____

_____

1–26: Как я использую никотин для бегства или чтобы уклониться от жизненных проблем и повседневных задач?

_____

_____

_____

_____

_____

1–27: Сколько денег я трачу на мои никотиновые / табачные продукты в год? _____

1–28: Как я себя почувствую, если буду получать ежегодный прирост доходов, равный этой сумме денег?

_____

_____

_____

_____

_____

1–29: Растрачиваю ли я деньги на покупку никотиновых продуктов вместо того, чтобы позаботиться о других финансовых обязательствах или предметах первой необходимости? _____ Определите и составьте список.

_____

_____

_____

_____

_____

1–30: Портил(а) ли я когда-либо одежду или мебель продуктами никотина, которые я употребляю? _____ Определите и составьте список.

_____

_____

_____

_____

1–31: Испытываю ли я продолжительные конфликты с другими людьми относительно моего употребления никотина/табака? _____ С кем?

_____

_____

_____

_____

1–32: Что думают окружающие меня дети о моем употреблении никотина/табака?

_____

_____

_____

_____

1–33: Как употребление никотина влияет на мои отношения с семьей, друзьями и сотрудниками?

_____

_____

_____

_____

1–34: Стыжусь ли я моей зависимости? _____ Почему?

_____

_____

_____

_____

1–35: Избегаю ли я находиться с людьми, которые не употребляют табак? _____
Избегаю ли тех мест, где я не могу употреблять?

1–36: Забочусь ли я о том, чтобы не курить рядом с некурящими людьми? _____

1–37: Забочусь ли я о том, чтобы не засорять общественные места моими окурками или выплюнутым жевательным табаком? _____

1–38: Употребляю ли я табачные продукты, даже когда я болен(а), не давая возможности моему состоянию улучшиться? _____

1–39: Сколько времени я трачу на приобретение и употребление табака / никотина?

_____

1–40: Сколько времени я трачу связанную с этим эмоциональную борьбу с самим собой и / или другими людьми?

_____

_____

_____

1–41: Каким образом неверие, что *я способен(-на)* перестать употреблять никотин, пагубно повлияло на мое стремление справиться с другими сложными задачами или благоприятными возможностями в моей жизни? _____ Опишите.

_____

_____

_____

_____

1–42: Какие оправдания или рациональные объяснения я использовал(а) в областях проявления моей неуправляемости?

_____

_____

_____

_____

1–43: Когда одни и те же самые последствия моих действий продолжают создавать мне неприятности, испытываю ли я сожаление, придумываю ли оправдания или обвиняю других людей? _____ Определите и опишите.

_____

_____

_____

_____

_____

1–44: Кроме срыва, чем еще я рискую, общаясь в компании потребителей никотина?

_____

_____

_____

_____

_____

1–45: С кем из моих друзей или членов семьи я могу хорошо провести время?

_____

_____

_____

_____

_____

1–46: Что я могу сделать, чтобы обустроить свободный от табака дом и автомобиль?

_____

_____

_____

_____

_____

1–47: Буду ли я рисковать специально приходить к потребителям никотина, чтобы продемонстрировать, какой я сильный? _____ Поясните.

_____

_____

_____

_____

_____

1–48: Практикую ли я применение инструментов программы регулярно, или только когда у меня возникает внезапная необходимость? _____ Поясните.

_____

_____

_____

_____

_____

_____

_____

1–49: Существуют ли такие ситуации, которые, как я думаю, я не смогу пережить без употребления никотина? _____ Опишите.

_____

_____

_____

_____

1–50: Пренебрегаю ли я просьбой о помощи и / или составлением плана альтернативных действий в ответ на рискованные ситуации? _____ Почему?

_____

_____

_____

_____

1–51: Распознаю ли я, когда, где и почему я сопротивляюсь применять инструменты программы? _____ Опишите.

_____

_____

_____

_____

1–52: Готов(а) ли я и хочу ли я продвинуться вперёд ко Второму Шагу? _____

Посещая собрания, мы узнаём, что существуют Двенадцать последовательных Шагов (*духовная лестница*, если угодно), которые следует делать по порядку, один за другим. Если мы проработали Первый Шаг абсолютно честно, то можем стать готовыми поверить в заботу и утешение Силы, более могущественной, чем мы сами, каким бы образом каждый из нас ни понимал такую Силу.

Второй Шаг

Пришли к вере, что Сила, более могущественная, чем мы сами, может вернуть нас к здравомыслию

Второй Шаг предлагает нам поверить, что мы можем быть восстановлены от хаоса и неуправляемости, которые безумие зависимости привнесло в нашу жизнь. Признав «правду, всю правду и ничего кроме правды» во время работы по Первому Шагу, теперь мы можем воскликнуть: «Так помоги мне, Боже»—или Мать Природа, или Сообщество, или группа, или что бы то ни было, во что мы можем поверить как в Силу, более могущественную, чем мы сами. В этом Шаге мы начинаем развивать готовность к действиям, которые нужно будет предпринять в последующих Шагах.

Мы пришли в Анонимные Никотинозависимые, и с принятием Первого Шага в нас зародилась надежда. Не имеет значения, насколько сильно мы упорствовали в своих сомнениях, теперь нам предлагают поверить (или, по крайней мере, допустить возможность), что восстановление здравомыслия, которое мы наблюдаем у других участников программы, возможно и для нас тоже. Подобно тому, как Первый Шаг обнажил правду о нас, Второй Шаг приходит окутать нас надеждой.

Спросите себя:

2–1: Поверил(а) ли я, что посещение собраний Анонимных Никотинозависимых может помочь мне? _____ Почему?

_____

_____

_____

_____

2–2: Слышал(а) ли я, как другие члены Программы высказываются о том, что посещение собраний помогает им? _____

2–3: Что означает для меня надежда?

_____

_____

_____

2–4: Есть ли в моей жизни опыт надежды? _____ Опишите примеры и обстоятельства.

_____

_____

_____

_____

2–5: Испытываю ли я надежду, посещая мою группу Анонимных Никотинозависимых? _____ Поясните.

_____

_____

_____

_____

_____

_____

2–6: Как переживание надежды влияет на мою жизнь и решения, которые я принимаю?

_____

_____

_____

_____

_____

_____

_____

2–7: Какие действия, которые я предпринял(а) в недавнем времени, вселяют надежду?

_____

_____

_____

_____

2–8: Как люди, места и обстоятельства влияют на мой оптимистичный настрой?

_____

_____

_____

_____

_____

_____

Вера имеет большое влияние на нас. Она может вдохновить нас или опустить на самое дно. Наши старые предубеждения могут сидеть глубоко в нас и быть загадкой даже для нас самих. Многие из нас твердили себе, что "прекратить употреблять никотин совершенно невозможно", и со временем мы начинали воспринимать это не как домысел, а как факт, что и препятствовало нашим попыткам бросить. В Анонимных Никотинозависимых мы получаем опыт позитивной силы веры. В нашей группе мы свидетельствуем, что прекратить употреблять никотин может быть очень сложной задачей, но с позитивной верой в Силу, более могущественную, чем мы сами, свобода от никотина возможна.

Спросите себя:

2–9: Есть ли у меня убеждения, которые лишают меня способности к действию и не допускают надежды? _____ Если да, перечислите их?

_____

_____

_____

_____

_____

_____

2–10: Есть ли у меня негативные убеждения о себе, которые, как я начинаю понимать, не являются истиной? _____ Определите и опишите.

_____

_____

_____

_____

_____

2–11: Есть ли у меня убеждения, которые вселяют надежду? _____ Если есть, составьте их список.

_____

_____

_____

_____

_____

_____

Сила, более могущественная, чем мы сами—это духовный принцип. Во Втором Шаге нам нужно стараться не усложнять понимание Высшей Силы. Эта Сила просто должна быть более мощной, чем наша зависимость—это всё, что требуется нам на данном этапе. Как только мы очистим наше тело от никотина и/или приступим к прохождению остальных Шагов, мы можем задуматься более глубоко над нашим пониманием этой Силы и над тем, как мы хотим включить её в нашу повседневную жизнь.

Некоторые новички сопротивляются этому Шагу, потому что некоторые слова в нашем тексте кажутся им религиозными. Они реагируют так, будто их заставляют присоединиться к некой религии или культу. Вовсе нет! Такие слова как Бог или Высшая Сила в нашей литературе понимаются как синонимы духовного принципа Силы, более могущественной, чем мы сами. Есть те, кто просто интерпретирует слово / буквы Б·О·Г как олицетворение Хорошо Организованного Руководства (англ.: *GOD—Good Orderly Direction. Прим.ред.*). Члены Программы могут использовать любые слова, какие они выберут, чтобы задействовать Силу, более могущественную, чем они сами, в своем выздоровлении.

Тем, кто испытывает трудности с обретением веры в этом Шаге, предлагается попробовать «действовать так, как будто» вы верите, что есть надежда на восстановление вашего здравомыслия. Это не предложение обманывать себя или других, а метод, который другие члены группы используют, чтобы стать открытыми к новым возможностям.

По существу, наш опыт заключается в том, что мы не можем выздороветь и не выздоравливаем от зависимости к никотину, полагаясь лишь на свои собственные силы. Мы приняли наше бессилие перед никотином в Первом Шаге.

Спросите себя:

2–12: Как я отношусь к тому, чтобы поверить в Силу, более могущественную, чем я сам, сегодня?

_____

_____

_____

_____

2–13: Готов(а) ли я подумать о том, чтобы позволить Силе, более могущественной, чем я сам(а), вернуть меня к здравомыслию? _____ Почему?

_____

_____

_____

_____

_____

2–14: Если я всё ещё не готов(а) в полной мере воспринять, что Высшая Сила поможет мне, могу ли я действовать «так, как будто» я принимаю, «только сегодня»? _____ Поясните.

_____

_____

_____

_____

_____

_____

_____

_____

_____

2–15: Бывали ли такие моменты в моей жизни, когда у меня возникало ощущение некой Силы, более могущественной, чем я сам(а)? Опишите обстоятельства.

_____

_____

_____

_____

_____

_____

_____

_____

2–16: Основываясь на моем собственном понимании, какие характеристики следует и какие не следует приписывать такой Силе?

_____

_____

_____

_____

_____

_____

_____

_____

2–17: В чем на мой взгляд разница между универсальными духовными принципами и религией?

_____

_____

_____

_____

_____

2–18: Каковы мои сегодняшние верования или установки по отношению к Богу или религиозным вопросам, и открыт(а) ли я к тому, чтобы пересмотреть некоторые из них? _____ Поясните.

_____

_____

_____

_____

_____

_____

2–19: Как может вера в Высшую Силу послужить мне в моих повседневных действиях и отношении к происходящему?

_____

_____

_____

_____

_____

_____

Восстановить здравомыслие? А разве мы были безумны? В Первом Шаге мы согласились с неуправляемостью нашей жизни, но что насчёт безумия? Общее определение безумия в нашем Сообществе состоит в том, что безумие—это повторение одних и тех же действий и ожидание разных результатов. Несмотря на реальный риск болезненных и смертоносных последствий от нашего употребления табака, мы ожидали, что каким-то образом окажемся неуязвимыми, будем не такими, как другие люди, или что нас не будет это волновать. Насколько это разумно?

Или же, сколько раз мы пытались бросить употреблять без какого-либо реалистичного плана, без поддержки, не меняя ничего, и ожидали, что на этот раз такой метод сработает? Или как много раз мы срывались, думая, что мы сможем выкурить только одну сигарету, зажевать только одну порцию жевательного табака, и что она не приведет к следующей «порции» сразу же после первой? Сколько раз мы давали обещание бросить и нарушали его, ожидая, что другие поверят нам, и даже сердились, когда они выражали сомнение?

Показатель возвращения к здравомыслию—это отсутствие власти никотина над нашей жизнью. Более того, в «Наших Обещаниях» сказано: «Вне собраний, мы начинаем забывать, что когда-то употребляли никотин». Здравомыслие—это баланс: с одной стороны, забыть о прежнем употреблении никотина, с другой—не воспринимать свободу как должное. Здравомыслие—в бдительности и служении Сообществу, которое поддерживает эту свободу. Собрания—это то место, где мы можем вспомнить, откуда пришли, и почему не хотим больше повторять негативные модели поведения.

Спросите себя:

2–20: Когда я анализирую, какой неуправляемой стала моя жизнь вследствие употребления никотина, могу ли я выявить формы поведения и взаимодействия с другими, которые нельзя назвать разумными или здоровыми? _____ Опишите.

_____

_____

_____

_____

2–21: Как я вел(а) себя с другими людьми, когда, по какой-либо причине, у меня не было возможности употребить, или у меня закончился запас моего никотинового продукта?

_____

_____

_____

_____

2–22: Избегаю ли я медицинских осмотров или пренебрегаю симптомами нездоровья? _____ Поясните.

_____

_____

_____

_____

2–23: Когда и как я повторял(а) одни и те же модели поведения, ожидая разных результатов?

_____

_____

_____

_____

_____

_____

2–24: Мучили ли меня ранее навязчивые мысли о том, что мне нужно прекратить употреблять никотин? _____ Поясните.

_____

_____

_____

_____

_____

2–25: Бывало ли, что я бросал(а) употреблять никотин, и затем срывался(-ась)? _____ Опишите мысли, которые приводили к срыву.

_____

_____

_____

_____

_____

2–26: Принимаю ли я, что выздоровление—это процесс, который происходит с течением времени, и включает в себя гораздо больше, чем прекращение употребления никотина? _____ Поясните.

_____

_____

_____

_____

_____

_____

2–27: Прихожу ли я к убеждению, что мне нужно измениться? _____ Почему?

_____

_____

_____

_____

_____

_____

_____

2–28: Какие примеры, подаваемые мне моими товарищами—членами Программы, вдохновляют меня и как они влияют на меня?

_____

_____

_____

_____

_____

_____

_____

2–29: Что означает возвращение здравомыслия?

_____

_____

_____

_____

_____

_____

_____

2–30: Что мне необходимо вернуть?

_____

_____

_____

_____

_____

2–31: В каком смысле мое здравомыслие уже восстановлено?

_____

_____

_____

_____

_____

2–32: Что я делал(а) или думал(а) в недавнем времени, чтобы позволить этому процессу продвинуться вперед?

_____

_____

_____

_____

_____

_____

_____

_____

_____

_____

_____

_____

_____

_____

_____

_____

_____

_____

Третий Шаг

Приняли решение препоручить нашу волю и наши жизни заботе Бога, как мы понимали Его

Новичку предлагается сосредоточиться на Третьем Шаге сразу после выполнения Первого и Второго Шагов. Раз уж мы «зашли настолько далеко», значит, мы уже признались в безумии нашей зависимости и допустили надежду на то, что Высшая Сила может вернуть нас к здравомыслию. Теперь пришло время решиться принять заботу и руководство этой Высшей Силы. Спонсор может оказать нам помощь в этом процессе, который мы совершаем в подходящем для нас темпе—и всё же *шагаем* вперед.

Мы **приняли решение**, потому что решение необходимо, чтобы осознанно действовать. Если мы не решаемся продвигаться вперед, то рискуем соскользнуть назад. Когда мы были в активном употреблении, многие из нас избегали принимать решения. Наша зависимость обусловливала большую часть наших действий, и, без сомнения, она диктовала нам, от чего следует отказаться. Любые решения, которые нам приходилось принимать, требовали дозы никотина, и всё равно в большинстве случаев откладывались на потом.

Принятие решения может быть чрезвычайно трудным и ужасающим. Члены Анонимных Никотинозависимых обнаружили, что им легче справиться с принятием этого решения по одному дню за раз, или даже момент за моментом. Это не так уж сложно. На самом деле, регулярное обновление этого решения Третьего Шага может привести к глубоким прозрениям в личном духовном опыте. Это решение—не просто упражнение для ума, но эмоциональный и духовный опыт.

Спросите себя:

3–1: Не ищу ли я уже способов избежать, отложить или отказаться от принятия решения капитулировать перед моей зависимостью от никотина? _____ Поясните.

_____

_____

_____

_____

_____

3–2: На что я готов(а) пойти, чтобы прекратить употреблять никотин?

_____

_____

_____

_____

_____

3–3: Готов(а) ли я принять это решение «только на сегодня»? _____ Поясните.

_____

_____

_____

_____

3–4: В чем я нуждаюсь, или какие у меня есть ресурсы, которые могли бы помочь принять это решение? Перечислите.

_____

_____

_____

_____

3–5: Какие действия я готов(а) предпринять, чтобы перепоручить мою волю и жизнь заботе Высшей Силы?

_____

_____

_____

_____

_____

_____

3–6: Каковы были результаты моих решений и действий?

_____

_____

_____

_____

_____

_____

Препоручение нашей воли и нашей жизни—это действие, которое укрепляет решение. Действие создает решимость. Решимость—это сила, которая может полностью свести на нет сопротивление, разжечь настойчивость, когда мы пали духом, и воплотить в реальность то, что мы некогда воспринимали как невозможное.

Когда мы перепоручаем нашу волю и нашу жизнь, мы капитулируем, и впускаем Высшую Силу. В Третьем Шаге мы позволяем Силе, более могущественной, чем мы сами, заботиться о нас, не контролировать. Работая по Третьему Шагу, мы несём ответственность за нашу жизнь, в то же время принимая, что не всё нам подвластно. Молитва о Душевном Покое—это утешительное руководство, которое может также вернуть нас к здравомыслию и помочь нам обрести мир, отпуская попытки управлять тем, что мы не можем изменить.

Спросите себя:

3–7: Какие чувства возникают во мне как отклик на руководство Третьего Шага?

_____

_____

_____

_____

_____

_____

_____

_____

3–8: Оставляю ли я себе пути отступления по поводу решения измениться и/или препоручить мою волю и жизнь заботе Высшей Силы? _____ Если есть, то какие?

_____

_____

_____

_____

_____

_____

_____

3–9: Когда и почему я отменяю это решение или сопротивляюсь изменениям?

_____

_____

_____

_____

_____

_____

_____

_____

_____

_____

_____

3–10: Как понимание Третьего Шага улучшает мою способность принимать заботу Высшей Силы и капитулировать?

_____

_____

_____

_____

_____

_____

_____

3–11: Как работа по Третьему Шагу улучшает мою способность капитулировать, и какова цель этого в моем выздоровлении?

_____

_____

_____

_____

_____

_____

_____

3–12: Могу ли я описать периоды времени или способы, как я препоручал мою волю и жизнь заботе Высшей Силы до того, как присоединиться к Анонимным Никотинозависимым? _____ Опишите.

_____

_____

_____

_____

3–13: Чувствую ли я разницу между тем, чтобы препоручить *мою волю*, и препоручить *мою жизнь* заботе Высшей Силы? _____ Поясните.

_____

_____

_____

_____

_____

_____

3–14: Какие конкретные действия буду я предпринимать, и какие установки я буду подпитывать, чтобы поддерживать и утверждать это решение?

_____

_____

_____

_____

_____

_____

_____

Наша воля и наша жизнь нуждается в руководстве и заботе. Как у зависимых от никотина, наша воля заключалась в употреблении никотина в любое время и повсюду, где мы хотели. Вероятнее всего, нам казалось, что употребление никотина помогало нам чувствовать себя хорошо. Будучи зависимыми от никотина, мы препоручили ему нашу волю и жизнь. Предоставленное само себе, наше своеволие выразилось в употреблении никотина. Мудрое и ответственное решение, которое нам по силам—это принять высшее руководство и жизнеутверждающую заботу. Мы не стремимся быть пассивными или агрессивными. Мы хотим быть настойчивыми в конструктивных действиях, улучшающих качество нашей жизни.

В Третьем Шаге нам не нужно в полной мере понимать, какова воля нашей Высшей Силы для нас. Мы пока на начальных стадиях процесса выздоровления. Однако, здравомыслие подскажет нам, что воля нашей Высшей Силы для нас—это принимать жизнеутверждающие решения, как те, что сохраняют нас свободными от никотина.

Когда какой-нибудь участник программы день за днём движется по пути выздоровления, он или она может запросто сорваться из-за своеволия—в попытках взять всё под свой контроль, стремясь только к своим эгоцентричным целям, и отклоняя руководство Высшей Силы. Это подходящий случай для нашего лозунга *Извлеки урок из ситуации*, чтобы мы могли с пользой для будущего пережить отклонение от курса. На Третьем Шаге мы можем не знать всего о том, в чём состоит воля Высшей Силы для нас, но мы соглашаемся с тем, что она включает в себя не вводить никотин в тело и не оставаться в активной зависимости.

Спросите себя:

3–15: Согласен(-на) ли я с тем, что моё своеволие долгое время выражалось в том, что «*я хочу употреблять никотин, чего бы мне это ни стоило*»? _____

3–16: Способен(-на) ли я распознать эгоистичность в моем своеволии? _____
Поясните и приведите примеры.

_____

_____

_____

_____

_____

_____

_____

_____

3–17: Каким образом я использовал(а) никотин, чтобы позаботиться о себе и «помочь себе пережить этот день»?

_____

_____

_____

_____

_____

_____

_____

3–18: Есть ли у меня сейчас другие способы позаботиться о себе, и если есть, то какие?

_____

_____

_____

_____

_____

3–19: Что для меня означает «препоручить себя чьей-то заботе»?

_____

_____

_____

_____

_____

3–20: Какие из моих личностных установок были заражены своеволием?

_____

_____

_____

_____

_____

_____

3–21: Кто в моей жизни пострадал от этих установок?

_____

_____

_____

_____

_____

_____

_____

_____

3–22: В чем я готов(а) воспринять новые установки и убеждения относительно моего употребления никотина?

_____

_____

_____

_____

_____

3–23: Какие мои формы поведения были заражены своеволием?

_____

_____

_____

_____

_____

3–24: Каковы были последствия?

_____

_____

_____

_____

_____

_____

_____

_____

3–25: Готов(а) ли я попросить кого-то из Анонимных Никотинозависимых стать моим спонсором? _____ Поясните.

_____

_____

_____

_____

_____

3–26: Контактирую ли я со своим спонсором, как только у меня появляется такая возможность или потребность? _____ Поясните.

_____

_____

_____

_____

_____

3–27: В чём я готов(а) следовать руководству моего спонсора?

_____

_____

_____

_____

_____

_____

3–28: В чём я сопротивляюсь руководству моего спонсора?

_____

_____

_____

_____

_____

_____

_____

3–29: Бывают ли периоды времени, когда я не способен(-на) доверяться Высшей Силе? _____ Опишите.

_____

_____

_____

_____

_____

_____

_____

_____

_____

_____

3–30: Как я провожу различие между своеволием и волей Высшей Силы?

_____

_____

_____

_____

_____

_____

_____

Сила, более могущественная, чем мы сами, Бог, Высшая Сила, Высшее Предназначение, Анонимные Никотинозависимые—всё, чему бы мы ни решили препоручить нашу волю и нашу жизнь, целиком и полностью основано только на нашем собственном понимании. Для многих из нас это процесс, развивающий наши духовные отношения с принципами программы. На собраниях мы слышим, как другие делятся своим пониманием этого процесса, но, как и со всем, что мы переживаем в этой программе, мы оставляем только то, что нам нужно, и отбрасываем остальное . . . по крайней мере до какой-то поры. Мы стремимся держать ум открытым.

Члены Анонимных Никотинозависимых сами определяют, каким образом общаться с Высшей Силой. Наше представление о Высшей Силе скорее всего будет испытано не раз и может изменяться со временем. Однако эта полная заботы взаимосвязь развивается и приносит ощущение мира и ясности ума. Мы обнаруживаем, что у нас появилось больше мужества и терпения, чтобы справляться с трудными ситуациями.

Спросите себя:

3–31: Есть ли Высшая Сила в моей жизни сегодня? _____

3–32: Какие убеждения или чувства к Богу или Высшей Силе есть у меня сейчас или были в прошлом?

_____

_____

_____

_____

_____

_____

_____

3–33: Был ли у меня опыт, который привёл меня к неверию в Бога или Высшую Силу? _____ Поясните.

_____

_____

_____

_____

_____

_____

_____

3–34: Открыт(а) ли я к получению заботы от Силы, более могущественной, чем я сам(а)? _____

3–35: Как я решил(а) общаться с моей Высшей Силой?

_____

_____

_____

_____

_____

3–36: Когда и почему я хочу поговорить с моей Высшей Силой?

_____

_____

_____

_____

_____

3–37: Как бы я объяснил(а) разницу между волей моей Высшей Силы для меня и моим своеволием?

_____

_____

_____

_____

_____

3–38: Встретились ли мои духовные убеждения с кризисом и / или изменились с тех пор, как я начал(а) работать по этой программе? _____ Поясните.

_____

_____

_____

_____

_____
_____
_____
_____
_____
_____
_____
_____
_____
_____

3–39: Как надо бы изменить мое представление о Высшей Силе, чтобы поддержать процесс моего выздоровления?

_____
_____
_____
_____
_____
_____
_____
_____
_____
_____

3–40: Бывают ли периоды времени, когда я воспринимаю мои отношения с Высшей Силой как само собой разумеющееся? _____ Если да, то когда?

_____
_____
_____
_____
_____
_____
_____
_____
_____

3–41: Верю ли я, что в такие моменты моя Высшая Сила может мне помочь? _____
Если да, то в чём именно?

_____

_____

_____

_____

_____

3–42: Если я испытываю тягу к никотину, как может моя духовность удержать меня
от употребления никотина?

_____

_____

_____

_____

_____

3–43: Что я думаю о Молитве Третьего Шага?

_____

_____

_____

_____

3–44: Что я думаю о Молитве о Душевном Покое?

_____

_____

_____

_____

Наше собственное понимание крайне важно, чтобы обрести и почувствовать свободу выработать нашу собственную связь с Высшей Силой. Обладая лично нами определяемым пониманием, мы также принимаем ответственность за это понимание. На первое время, мы можем понимать лишь то, чем Бог или Высшая Сила не является. Что на самом деле важно—так это то, что мы открыты к процессу понимания.

Не существует никаких правил для этого. Бог или Высшая Сила может быть внутренним голосом, природой, другими людьми (такими, как наша группа Анонимных Никотинозависимых), особенным предметом, или всем, чем угодно, что член Анонимных Никотинозависимых определяет действенным для него или для неё. Эта программа может работать только тогда, когда мы свободны исследовать наши индивидуальные пути и осознавать, как заботливое участие Силы, более могущественной, чем мы сами, помогает нам, в каждый отдельный день.

Наше Сообщество распространено по всему миру, и среди нас есть самые разные люди. Единственное условие для членства—желание прекратить употреблять никотин. Не существует требования иметь какие-либо конкретные духовные убеждения.

Спросите себя:

3–45: Хорошо ли я себя чувствую с моим собственным представлением о Высшей Силе, или я предпочитаю более традиционные концепции, такие как установленные в моей семье и/или культуре? _____ Поясните.

_____

_____

_____

_____

_____

3–46: Способен(-на) ли я принимать, что другие члены могут иметь свое собственное понимание Высшей Силы, отличающееся от моего? _____ Поясните.

_____

_____

_____

_____

_____

3–47: Что для меня означает «вера»?

_____

_____

_____

_____

_____

3–48: Как может моё понимание Высшей Силы повлиять на то, как я
взаимодействую с другими людьми?

_____

_____

_____

_____

_____

_____

3–49: Как может мое понимание заботы Высшей Силы повлиять на то, как я
забочусь о себе?

_____

_____

_____

_____

_____

_____

_____

3–50: Помогает ли мне обрести надежду моё понимание Высшей Силы? _____
Если да, то как?

_____

_____

_____

_____

3–51: Как можно охарактеризовать степень моего доверия или недоверия Высшей
Силе? _____ Опишите.

_____

_____

_____

_____

_____
_____
_____
_____
_____
_____

3–52: Обеспечивает ли мне спокойствие духа мое понимание Высшей Силы? _____ Если да, то каким образом?

_____
_____
_____
_____
_____
_____
_____

3–53: Могу ли я проследить, как происходит духовный прогресс от надежды к вере и от веры к доверию в результате работы по Третьему Шагу? _____ Поясните.

_____
_____
_____
_____
_____
_____
_____

3–54: Как Молитва Третьего Шага влияет и воздействует на мою жизнь сегодня?

_____
_____
_____
_____

Молитва Третьего Шага

Избавь меня от оков эгоизма.

Помоги мне вверить себя духу.

Направь меня творить добро в этом мире и проявлять милосердие.

Помоги мне сегодня обходить и преодолевать злость, обиды, зависть и негативные мысли.

Помоги мне прийти на помощь тем, кто ещё страдает.

Поддержи во мне бодрость духа и мужество встречать жизнь и не отгораживаться от неё, не избегать всей боли, ибо тем самым я избегаю и любви.

Освободи меня от иллюзий и страхов. Вдохновляй и направляй мои мысли сегодня, чтобы я был далёк от жалости к себе, нечестности, своекорыстных побуждений.

Покажи мне путь терпения, терпимости, милосердия и любви.

Я молюсь обо всех, к кому я не был добр, и прошу, чтобы им был дарован такой же мир, какой ищу я сам.

Четвёртый Шаг

Провели тщательную и бесстрашную нравственную инвентаризацию самих себя

Четвёртый Шаг — это исследование того, кто мы такие и что мы натворили за всю нашу жизнь до настоящего момента. Если мы не разберёмся досконально в том, как мы оказались там, где мы есть, то не сможем узнать, какие формы поведения и убеждения работают для нас, и какие—нет. Четвёртый Шаг—это поэтапное исследование нашей жизни. То, что мы обнаружим в Четвёртом Шаге, пригодится нам в Шагах с Пятого по Девятый. Члены Анонимных Никотинозависимых могут работать по этому Шагу, используя данную Рабочую Тетрадь или любые другие средства, чтобы записывать свои мысли.

В работе над Четвёртым Шагом вам может помочь одноимённая глава и вопросный лист книги *Анонимные Никотинозависимые*. Сохраните все ваши записи в безопасном месте до момента, пока они вам не пригодятся.

Нам потребуется набраться мужества и изрядно попотеть, чтобы выполнить инвентаризацию **тщательно и бесстрашно**. Это отличная возможность смело разобраться с проблемами, которые мы стремились избегать или отрицать. Несмотря на страхи, нам нужно просить нашу Высшую Силу о мужестве встретиться лицом к лицу с тем, что мы должны увидеть, чтобы изменить то, что нам под силу. Мы не должны принуждать или торопить себя в выполнении этой работы. Более того, мы можем упорядочить и проводить её в форме запланированных сессий. Однако, лучше всего работать над инвентаризацией систематически, прилагая честные усилия, чтобы испытать все преимущества от этого.

Спросите себя:

4–1: Сопротивляюсь ли я словам «тщательная и бесстрашная» перед тем, как приступить к работе по этому Шагу? _____ Поясните.

_____

_____

_____

_____

_____

4–2: Есть ли у меня какие-либо причины откладывать работу по этому Шагу? _____ Поясните.

_____

_____

_____

_____

4–3: Какие действия, пусть даже самые маленькие, готов я предпринять, чтобы приступить к этому Шагу?

_____

_____

_____

_____

_____

4–4: Что помогает мне быть тщательным(-ой) и бесстрашным(-ной) в других аспектах моей жизни?

_____

_____

_____

_____

_____

4–5: Что побуждает меня работать по этому Шагу?

_____

_____

_____

4–6: Какие чувства я испытываю, когда я приступаю к работе по этому Шагу?

_____

_____

_____

_____

_____

4–7: Исследую ли я мое прошлое и рассматриваю ли взаимоотношения, которые были ещё до того, как я начал(а) употреблять никотин? _____ Поясните.

_____

_____

_____

_____

Слово «**Нравственный**» определяется в словаре как «имеющий отношение к принципам правильного и неправильного поведения». Каждый человек определяет, в чем состоит его или её нравственный кодекс, который может полностью или не полностью совпадать с принятым в его или её культуре или социальной группе. Нам следует чётко понимать принципы, опираясь на которые мы сможем определить, как нам следует поступать. Надлежащие действия, основанные на этих принципах, помогут нам направить жизнь в верное русло.

С заботой и мудростью нашей Высшей Силы и поддержкой спонсора, мы можем разобраться с тем, как мы понимаем добро и зло. Молитва Третьего Шага хорошее руководство в этом процессе. Наше чувство самоуважения возрастает, когда нам становится ясно, что работает в нашу пользу, а что нет.

Спросите себя:

4–8: Как я определяю слово «нравственная»?

_____

_____

_____

_____

4–9: Есть ли у меня негодование по поводу нравственных принципов, ограничивающих мою свободу? _____ Поясните.

_____

_____

_____

_____

4–10: Есть ли у меня нравственные принципы, в соответствии с которыми я хочу жить? _____ Определите и опишите их значимость.

_____

_____

_____

4–11: Почему так важно определить имеющиеся у меня на настоящий момент сильные и слабые стороны моего поведения и личностных установках?

_____

_____

_____

_____

4–12: Перед началом, во время и по окончании сессии по работе над этим Шагом, готов ли я просить мою Высшую Силу о руководстве? _____ Поясните.

_____

_____

_____

_____

_____

Инвентаризация означает детализированный отчет обо всем—каждой форме поведения, каждой установке, правильной и неправильной, функциональной и дисфункциональной. Она включает в себя наши сильные и слабые стороны и то, чего нам недостаёт, или, возможно, «забыто, чтобы реабилитировать себя». Это вовсе не постыдный список наших «скверных делишек»: инвентаризация больше похожа на отчёт владельца магазина о том, какими товарами на складе он уже располагает, и какие ещё нужны, чтобы «дела пошли в гору».

Спросите себя:

4–13: Готов(а) ли я делать инвентаризацию письменно? _____ Поясните причины этого решения.

_____

_____

_____

_____

4–14: Какие дополнительные методы могу я задействовать в этом процессе?

_____

_____

_____

4–15: Каким образом я распланирую время для работы над этой инвентаризацией?

_____

_____

_____

_____

_____

4–16: Думаю ли я, что мне есть, за что наказывать себя никотином? _____ Почему?

_____

_____

_____

_____

4–17: Чувствую ли я прилив энергии от того, что коплю в себе ресентименты и негодование? _____ Составьте список и опишите любые ресентименты на людей и организации.

_____

_____

_____

_____

_____

_____

_____

_____

4–18: Ощущаю ли я вину за какие-либо действия в прошлом и продолжаю ли нести это бремя? _____ Опишите абсолютно все такие случаи.

_____

_____

_____

_____

_____

_____

4–19: Приношу ли я извинения, когда бываю неправ? _____ Когда и почему я не извинился(-ась)?

_____

_____

_____

_____

_____

_____

_____

4–20: Отдаю ли я себе отчет в хронических страхах и беспокойстве, которые ограничивают мои жизненные возможности? _____ Поясните.

_____

_____

_____

_____

_____

_____

_____

4–21: Подвержен(а) ли я постоянным чувствам неполноценности и/или превосходства? _____ Какие люди, места или обстоятельства провоцируют эти чувства?

_____

_____

_____

_____

_____

_____

_____

4–22: Какие люди, места и обстоятельства причиняют вред моему здоровью, но мне всё же трудно их отпустить?

_____

_____

_____

_____

_____

_____

_____

_____

4–23: Как я себя обычно чувствую, находясь наедине с собой?

_____

_____

_____

_____

_____

_____

4–24: Какие чувства мне труднее всего позволить себе почувствовать? _____ Определите и поясните.

_____

_____

_____

_____

_____

_____

_____

_____

_____

4–25: Как я реагирую на необычные чувства, которые возникают?

4–26: Какие приёмы или методы я использовал(а), чтобы отрицать мои чувства?

4–27: Определите типичную реакцию на каждое из своих чувств.

_____
_____
_____
_____
_____
_____
_____

4–28: Использую ли я жалость к себе как некую форму заботы о себе? _____
Поясните.

_____
_____
_____
_____

4–29: Какое влияние оказали на меня значимые отношения в моей жизни?

_____
_____
_____
_____
_____
_____
_____
_____
_____

4–30: Случалось ли мне столкнуться с последствиями непродолжительных
отношений? _____ Поясните.

_____
_____
_____
_____

4–31: Могу ли я выделить нездоровые модели поведения или повторяющиеся дефекты характера в каких-либо отношениях? _____ Опишите.

_____

_____

_____

_____

_____

_____

_____

_____

4–32: В чём моё мнение о себе отличается от мнения обо мне других людей?

_____

_____

_____

_____

4–33: Как я избегаю близких отношений с друзьями, членами семьи и окружающими людьми?

_____

_____

_____

_____

4–34: Как бы я закончил(а) фразу: «Другие люди не знают обо мне следующее: …»?

_____

_____

_____

4–35: Каковы мои самые страшные тайны, о которых я никогда никому не рассказывал(а)?

_____

_____

_____

_____

_____

_____

_____

_____

_____

4–36: Какие черты характера и личности в самом(-ой) себе мне нравятся?

_____

_____

_____

_____

_____

_____

_____

_____

4–37: Каковы мои сильные стороны и таланты?

_____

_____

_____

_____

_____

_____

_____

4–38: Каких целей я достиг(-ла) в своей жизни?

_____

_____

_____

_____

_____

_____

_____

4–39: Какие служения я выполняю в моей группе Анонимных Никотинозависимых, в Интергруппе и/или Всемирном Совете Обслуживания?

_____

_____

_____

_____

4–40: Какое служение я хотел(а) бы предложить моей группе, моему Сообществу и/или моим ближним?

_____

_____

_____

_____

4–41: Применяю ли я все пять инструментов нашей программы (собрания, список телефонов, литература, спонсорство, служение)? _____ Поясните применение каждого инструмента.

_____

_____

_____

_____

_____

4–42: Каким образом я выражаю благодарность моей группе Анонимных Никотинозависимых?

_____

_____

_____

_____

4–43: Каким образом я выражаю благодарность людям в моей жизни сегодня?

_____

_____

_____

_____

_____

_____

_____

4–44: Пересмотрев ещё раз всё написанное, могу ли я сказать, что во всех ответах я был(а) настолько тщательным(-ой) и честным(-ой), насколько только мог(ла)?
_____

4–45: Заполнил(а) ли я Вопросный Лист во второй части _Книги Анонимные Никотинозависимые_? _____

4–46: Почему Анонимные Никотинозависимые рекомендуют непрерывно продолжать инвентаризацию?

_____

_____

_____

_____

_____

4–47: Готов(а) ли я продолжать? _____

В этом Шаге мы сосредотачиваемся на **Самих Себе**, а не на поведении и установках других людей. Мы принимаем реальность: единственный человек, которого мы можем изменить – это мы сами. Уверенность в себе возрастает по мере того как мы принимаем ответственность за наши действия. Сосредоточенность на этом помогает нам быть более открытыми к восприятию мудрости нашей Высшей Силы.

Спросите себя:

4–48: Почему так важно сосредотачиваться на моём собственном поведении и установках—а не на поведении и установках других людей?

_____

_____

_____

_____

_____

_____

_____

4–49: Какие мои сильные стороны и принципы я ценю выше всего? _____
Почему?

_____

_____

_____

_____

_____

_____

4–50: Что важное узнал(а) я о себе в процессе работы по этому Шагу?

_____

_____

_____

_____

_____

_____

_____

4–51: Как я могу отследить, что моя привычка придумывать оправдания превращается в привычку к нечестности?

_____

_____

_____

_____

_____

_____

_____

_____

4–52: Оценил(а) ли я по достоинству, насколько хорошо более ясно понимать, кто я есть на самом деле? _____ Поясните.

_____

_____

_____

_____

_____

_____

_____

_____

_____

_____

_____

_____

_____

_____

Пятый Шаг

Признали перед Богом, собой и другим человеком истинную природу наших заблуждений

Пятый Шаг—это Шаг действия, и он призывает нас набраться мужества, которое мы выработали в предыдущих Шагах. Посещая собрания, где присутствуют опытные члены Анонимных Никотинозависимых, мы скорее всего услышим положительные примеры подлинного роста и самоуважения при проработке Пятого Шага. Собрания помогают нам развить доверие, которое содействует чистосердечному признанию, чтобы мы смогли жить чистыми от никотина.

Любое **признание** может даваться нелегко. Однако теперь мы уже на Пятом Шаге, и отважно справились со значительной частью работы. Сталкиваться с неприятными последствиями наших ошибок и признаваться в этом бывает крайне трудно. Тем не менее признание некоторых вещей может также принести в большей степени облегчение, чем дискомфорт. Груз, который мы несли в одиночку, подавляли и утаивали внутри, был непосильной ношей. Признавая истинную природу наших заблуждений перед Высшей Силой, мы можем реагировать на возникающие трудности несколько иначе, чем когда делаем это перед собой или даже другим человеком. Проговаривание вслух имеет огромную силу, в отличие от молчаливого произнесения признания в голове. С точки зрения физиологии, человеческий мозг обрабатывает звуковые артикуляции иначе, чем молчаливые размышления.

Спросите себя:

5–1: Что я чувствую при мысли о том, чтобы поделиться своими ошибками и их причинами?

_____

_____

_____

_____

5–2: Определил(а) ли я время и место, чтобы начать работу по этому Шагу? _____

5–3: Что поможет мне найти мужество, в котором я нуждаюсь всякий раз, когда я взаимодействую с моей Высшей Силой и другими людьми в процессе работы по этому Шагу?

_____

_____

_____

_____
_____
_____

5–4: В состоянии ли я быть полностью честным относительно ошибок, которые я совершил? _____ Поясните.

_____
_____
_____
_____

5–5: Что я пережил(а), когда *на самом деле* признал свои ошибки?

_____
_____
_____
_____
_____
_____

5–6: Каковы были результаты этих признаний?

_____
_____
_____
_____
_____
_____
_____
_____

Пятый Шаг призывает нас открыться **перед Богом, самими собой и другим человеком**. Эти три признания могут ощущаться очень по-разному, но в каждом случае этот Шаг поможет углубить отношения в каждом из этих трёх направлений. Мы стремимся к чистоте в отношениях с нашей Высшей Силой, собой и другими людьми, в частности, для того, чтобы обрести и сохранить чистоту от никотина.

Спросите себя:

5–7: Существует ли какая-либо разница в признании вещей перед самим собой, перед моей Высшей Силой и перед другими людьми? _____ Почему?

_____

_____

_____

_____

_____

5–8: Готов(а) ли я разговаривать вслух с моей Высшей Силой? _____ Почему?

_____

_____

_____

_____

_____

5–9: Как подтверждается мое решение Третьего Шага в работе над Пятым Шагом?

_____

_____

_____

5–10: Как я могу включить молитву Третьего Шага в процесс прохождения Пятого Шага?

_____

_____

_____

_____

_____

_____

5–11: Использую ли я мою инвентаризацию Четвертого Шага как руководство для полного признания всех моих ошибок? _____ Поясните.

_____

_____

_____

_____

5–12: Как я себя чувствую, читая вслух мою инвентаризацию Четвертого Шага самому себе?

_____

_____

_____

_____

5–13: Могу ли я или готов(а) работать со спонсором в этом процессе? _____ Поясните.

_____

_____

_____

_____

5–14: Чувствую ли я смирение или унижение? _____ Поясните, что вызывает каждое из этих чувств.

_____

_____

_____

_____

5–15: Как смирение объединяет меня с другими людьми?

_____

_____

_____

5–16: Как посещение собраний помогает мне с Пятым Шагом?

_____

_____

_____

_____

5–17: По каким качествам я выбираю человека, с которым собираюсь работать по Пятому Шагу? _____ Чем я руководствуюсь при выборе?

_____

_____

_____

_____

5–18: Какие чувства я испытываю к себе во время работы по этому Шагу?

_____

_____

_____

_____

5–19: Какие чувства к слушающему я испытываю во время работы по этому Шагу?

_____

_____

_____

_____

5–20: Каково это—иметь такого рода отношения с другим человеком?

_____

_____

_____

_____

5–21: Могу ли я определить, что я чувствовал(а) перед работой по этому Шагу, и как я себя чувствую после? _____ Опишите.

_____

_____

_____

_____

5–22: Стремлюсь ли я сосредоточиться на моей ответственности и не искать, в чём обвинить других людей, когда я совершаю эти признания? _____ Поясните.

_____

_____

_____

_____

5–23: Как может мой выбранный слушатель помочь мне прояснить, за что я не несу ответственность?

_____

_____

_____

_____

5–24: На данном этапе, увеличилась ли моя уверенность в том, что работа по Шагам поможет мне выздороветь от моей зависимости от никотина? _____ Поясните.

_____

_____

_____

_____

5–25: Как совершение этих признаний повлияет на то, как я буду жить сегодня и в будущем?

_____

_____

_____

_____

_____

_____

_____

5–26: В каких отношениях, на мой взгляд, моя жизнь станет лучше благодаря работе по Пятому Шагу?

_____

_____

_____

_____

_____

_____

5–27: Есть ли у меня опасения или сомнения насчет этого процесса? _____ Поясните и обсудите.

_____

_____

_____

_____

_____

_____

_____

5–28: В чем моё понимание себя изменилось или стало более ясным после работы по Пятому Шагу?

_____

_____

_____

_____

_____

_____

_____

_____

_____

_____

_____

_____

_____

5–29: Работая по этому Шагу, что я узнал(а) о себе касаемо каждого из следующих понятий: стыд, доверие, страх, мужество, смирение, принятие себя, осуждение, прощение, сострадание, человеческая природа?

_____

_____

_____

_____

_____

Истинная природа наших заблуждений направляет наше внимание на причины и побуждения, лежащие в основе нашего поведения. Мы обнаружили, что повторяющиеся модели поведения могут стать более очевидными, так что их станет проще затем детально исследовать и обсудить. Эти модели поведения могут быть названы нашими «дефектами характера», которые станут частью целительного процесса в Шестом Шаге.

Спросите себя:

5–30: Было ли сложно выявить «истинную» природу моих заблуждений? _____ Поясните.

_____

_____

_____

5–31: Почему так важно исследовать _истинную природу_ моих заблуждений, а не просто заблуждения как таковые?

_____

_____

_____

5–32: Каковы были последствия этих моделей поведения и установок?

_____

_____

_____

_____

_____

_____

_____

5–33: В результате работы по этому Шагу, какие открытия я сделал(а) о причинах такого моего поведения в прошлом?

_____

_____

_____

_____

_____

_____

_____

5–34: Какое конкретное происшествие (одно или ряд случаев) оказали влияние на формирование этих заблуждений?

_____

_____

_____

_____

_____

_____

_____

Шестой Шаг

Полностью подготовили себя к тому, чтобы Бог избавил нас от всех наших недостатков

Шестой Шаг приходит с более ясным и смиренным пониманием самих себя и других людей. Мы исследовали модели и особенности нашего поведения настолько хорошо, насколько могли на тот момент. Мы оценили, что работает успешно для нас самих и в наших отношениях с другими людьми, а также и то, что не приносит хороших результатов. В этом процессе познания самих себя и определения, за что мы ответственны, мы развиваемся и становимся более полноценными взрослыми мужчинами и женщинами.

Полностью ли мы готовы работать по этому Шагу? Некоторым из нас не терпится поскорее «сбросить весь этот груз неприятностей за борт и плыть дальше», другие, напротив, медлят отпускать некоторые дефекты характера, опасаясь последствий. Зависимые от никотина привыкли к «быстродействующему средству разрешения трудностей», равно как и к «долговременной лжи». Какой бы ни была наша изначальная реакция, скорее всего, у нас есть какой-либо скрытый страх перед изменениями.

Выздоровление продолжает призывать нас к более полной и честной самоотдаче, готовности меняться и подвергаться изменениям. Однако мы помним ориентир Программы: «прогресс, а не совершенство». Мы не рассчитываем стать «святыми» немедленно или вообще когда-либо. Мы признаем нашу человеческую природу, и мы можем не быть *полностью* готовыми в каждый момент каждого дня принимать участие в этом непрерывном процессе. Мы работаем по этим Шагам по порядку, набираясь мужества и оценивая то, чего мы достигаем. Эта углубляющаяся осознанность помогает нам стать *полностью готовыми* отпустить наше нездоровое поведение и готовит нас к Седьмому Шагу.

Спросите себя:

6–1: Чем *говорить* «Я полностью готов(а)» отличается от *быть* полностью готовым(-ой)?

_____

_____

_____

_____

_____

6–2: Объясните, что означает для вас быть полностью готовыми.

_____

_____

_____

_____

_____
_____
_____

6–3: Какова моя реакция на мысль и/или факт, что я *полностью готов(а)?*

_____
_____
_____
_____

6–4: Считаю ли я себя по натуре бунтовщиком или удобным конформистом? _____ Поясните.

_____
_____
_____
_____

6–5: Какие сложности я предвижу в том, чтобы стать полностью готовым(ой) оторвать себя от всех дефектов характера, которые я в себе развил(а)?

_____
_____
_____
_____

6–6: Какие действия готов(а) я предпринять, чтобы доказать, что я полностью готов?

_____
_____
_____
_____

6–7: Как бы я охарактеризовал(а) мой уровень заинтересованности в выздоровлении?

_____
_____
_____
_____

6–8: Какие действия помогают мне поддерживать мою заинтересованность?

_____

_____

_____

_____

_____

_____

6–9: Какие изменения для меня в приоритете: изменения, которых хочу я сам(а), или те, которых хотят от меня другие люди?

_____

_____

_____

_____

_____

_____

6–10: Склонен(-на) ли я со всей готовностью менять других людей, в то время как избегаю «смотреть на себя в зеркало»? _____

6–11: Как может мое желание измениться повлиять на других людей в моей жизни?

_____

_____

_____

_____

_____

_____

Чтобы Бог устранил эти дефекты характера—это может казаться совершенно недостижимым или наоборот слишком лёгким. А может и нет. В любом случае, если бы совершение позитивных изменений в нашей жизни было бы чем-то таким, что мы могли бы легко сделать сами, то мы, скорее всего, давно изменили бы то, что мы считали необходимым. В Шестом Шаге духовный процесс и взаимодействие с нашей Высшей Силой продолжают возрастать вместе с нашей готовностью и пониманием.

Спросите себя:

6–12: Есть ли у меня такие дефекты характера, в возможность устранения которых я не верю? _____ Поясните.

_____

_____

_____

_____

_____

_____

_____

_____

6–13: Чему я научился(-ась) с тех пор, как пережил(а) «капитуляцию» в начале процесса выздоровления?

_____

_____

_____

_____

_____

_____

_____

6–14: Отдаю ли я себе отчет, что мои дефекты характера активизируются и даже становятся неконтролируемыми чаще всего в стрессовых ситуациях? _____ Поясните.

_____

_____

_____

_____

_____

_____

_____

_____

_____

6–15: Как я пытался(-ась) изменить себя самостоятельно?

_____

_____

_____

_____

_____

Каковы были результаты?

_____

_____

_____

_____

_____

6–16: К каким источникам помощи я обращался(-ась) в прошлом, чтобы изменить или исключить определенные формы поведения?

_____

_____

_____

_____

_____

6–17: Есть ли у меня определенные дефекты, которые, по моим ощущениям, полностью вросли в мою личность за многие годы? _____ Поясните.

_____

_____

_____

_____

_____

_____

6–18: Верю ли я, что Сила, более могущественная, чем я сам, может убрать эти дефекты и может сделать мою жизнь другой? _____ Поясните.

_____

_____

_____

_____

_____

_____

_____

6–19: Чего я боюсь в этом и следующем Шагах? _____ Боюсь ли я перемен, которые могут наступить, когда Бог на самом деле избавит меня от дефектов характера? _____ Если да, что именно меня пугает?

_____

_____

_____

_____

_____

_____

_____

Все эти дефекты характера приобретались в течение многих лет. Отпустить все эти недостатки может выглядеть «чрезмерным требованием». Наша Высшая Сила может позаботиться обо всех нас и оказать нам помощь. Истории, рассказываемые на собраниях Анонимных Никотинозависимых, свидетельствуют, что мы редко когда уникальны в наших дефектах характера; мы просто такие же люди, как и все остальные.

Спросите себя:

6–20: Какие чувства вызывает осознание всех этих дефектов?

_____

_____

_____

_____

_____

_____

_____

_____

6–21: Сознаю ли я, что мои дефекты характера более или менее типичны для всех других людей? _____ Поясните.

_____

_____

_____

_____

_____

6–22: Есть ли у меня специфические дефекты, которые защищают меня от переживания определенных эмоций? _____ Опишите.

_____

_____

_____

_____

_____

_____

6–23: Считаю ли я, что какие-то дефекты характера у меня возникли по вине других людей? _____ Поясните.

_____

_____

_____

_____

_____

6–24: Каким образом я могу отделить мои дефекты от того, кто я есть в своей сущности?

_____

_____

_____

_____

_____

6–25: Какие дефекты характера я предпочел(-ла) бы оставить при себе, по крайней мере, на данный момент? _____ Поясните.

_____

_____

_____

_____

_____

_____

_____

_____

6–26: Каковы конкретные последствия этих дефектов? _____ (Просмотрите Четвертый Шаг)

_____

_____

_____

_____

_____

_____

_____

_____

6–27: Беспокоит ли меня то, как другие люди будут реагировать на меня, когда я изменюсь? _____ Поясните.

_____

_____

_____

_____

_____

_____

_____

6–28: Как эти дефекты препятствуют моему духовному росту?

_____
_____
_____
_____
_____
_____
_____
_____
_____

6–29: Что я буду делать по-другому, когда приобрету те качества, которыми хотел(а) бы обладать?

_____
_____
_____
_____
_____
_____
_____
_____
_____

6–30: Как эти лучшие качества повлияют на мои отношения с другими людьми и мою карьеру? _____ Будьте конкретны.

_____
_____
_____
_____
_____
_____
_____
_____
_____

Седьмой Шаг

Смиренно просили Его исправить наши изъяны

Седьмой Шаг может быть рассмотрен как запрос, просьба, молитва. С осознанностью и готовностью, выработанными в Шестом Шаге, так же, как и в предыдущих Шагах, теперь мы просим нашу Высшую Силу убрать наши недостатки. Однако мы предпринимаем действия в большей степени, чем просим. Мы прокладываем дальше наш новый жизненный путь, на котором мы практикуем духовные принципы вместо наших дефектов характера. По мере того, как мы начинаем принимать нашу человеческую природу с состраданием, мы приходим к осознанию, что работа по этому Шагу будет процессом, продолжающимся на всю оставшуюся жизнь.

Смиренно — первое слово этого Шага, и не случайно, так как это важнее всего. Смирение не следует путать с унижением. Смирение может приносить позитивные чувства и улучшать наши взаимоотношения с другими людьми, тогда как унижение порождает негативные чувства и изоляцию. Наше смирение возрастает по мере того, как мы работаем по этим Шагам прямо с самого начала, когда мы признали наше бессилие перед никотином. Седьмой Шаг призывает нас обрести еще более глубокое смирение.

Смирение соединяет нас с нашей общей принадлежностью к человеческому роду и развивает в нас сострадание к самим себе. Мы сознаем, что мы, точно так же как и другие люди, делаем лучшее, на что способны в данный момент. Однако теперь мы просим о духовном руководстве и готовности действовать в этом мире таким образом, который более всего согласуется с нашими настоящими подлинными ценностями.

Спросите себя:

7–1: Как я определяю смирение?

_____

_____

_____

_____

_____

7–2: Как бы я описал(а) себя как человека?

_____

_____

_____

_____

_____

_____

_____

7–3: Есть ли у меня такие убеждения о себе, которые ограничивают мою возможность испытывать подлинное смирение? _____ Поясните.

_____

_____

_____

_____

_____

_____

7–4: Почему так важно для меня принимать каждое мое несовершенство?

_____

_____

_____

_____

_____

_____

7–5: Какие дефекты характера ограничивают мою возможность быть смиренным(-ой)?

_____

_____

_____

_____

_____

_____

7–6: Какие из моих личностных установок изменились с тех пор, как я начал(а) выздоравливать?

_____

_____

_____

_____

_____

_____

7–7: Какие здоровые черты я открыл(а) в себе или обрёл(-ла) заново в результате работы по этому Шагу?

_____

_____

_____

_____

_____

7–8: Как осознание моего смирения помогает мне работать по этому Шагу?

_____

_____

_____

_____

_____

Просили Его исправить наши изъяны, потому что мы поняли, что _своими силами_ у нас не получилось, мы не могли, и никаким способом не смогли бы прекратить употреблять никотин и изменить то, что было необходимо изменить, чтобы жить поистине «счастливой, радостной и свободной» жизнью. Быть может, в нас было слишком много стыда, самонадеянности и никотина. Мы были не в состоянии ясно разобраться с нашими чувствами и установить такие отношения с Высшей Силой, которые могли бы дать нам возможность восстановить здравомыслие.

Эта «просьба» не просто пассивный запрос; это активное приглашение, чтобы наша Высшая Сила напрямую вмешалась в нашу жизнь. Мы переводим нашу капитуляцию на ещё более глубокий уровень. Устранение недостатков наверняка может потребовать от нас дальнейшего терпения и доверия этому духовному процессу.

Спросите себя:

7–9: Как работа по предыдущим Шагам духовно подготовила меня к этому Шагу?

_____

_____

_____

_____

_____

7–10: Как изменилось моё представление о Высшей Силе и отношение к ней, когда я дошёл(-ла) до Седьмого Шага?

_____

_____

_____

_____

_____

7–11: Какие главные недостатки я хочу, чтобы были устранены?

_____

_____

_____

_____

_____

_____

7–12: Верю ли я, что Сила, более могущественная, чем я сам, может устранить мои недостатки? _____ Поясните.

_____

_____

_____

_____

_____

7–13: Почему я хочу, чтобы Сила, более могущественная, чем я сам(а), устранила мои недостатки?

_____

_____

_____

_____

_____

_____

7–14: Каким образом я буду просить мою Высшую Силу устранить мои недостатки?

_____

_____

_____

_____

_____

7–15: Если у меня есть сомнения относительно этого процесса, могу ли я *действовать так, как будто* я верю, что мои недостатки могут быть устранены? _____ Поясните.

_____

_____

_____

_____

_____

7–16: Как члены моей группы повлияли на мою веру, что Высшая Сила может совершить изменения?

_____

_____

_____

_____

_____

7–17: Обсуждаю ли я с другими членами моей группы или моим спонсором, как они практикуют Седьмой Шаг? _____ Чему я научился(-ась)?

_____

_____

_____

_____

7–18: Как бы я описал(а) мою роль в устранении моих недостатков?

_____

_____

_____

_____

_____

7–19: Каким образом принцип капитуляции задействуется в этом процессе?

_____

_____

_____

_____

7–20: Каким образом принцип терпения задействуется в этом процессе?

_____

_____

_____

_____

7–21: Как бы я охарактеризовал(а) мой уровень заинтересованности в этом процессе?

_____

_____

_____

_____

7–22: По мере того, как я работаю по этому Шагу, ощущаю ли я позитивные изменения в моих действиях и личностных установках? _____ Опишите.

_____

_____

_____

_____

_____

_____

_____

_____

_____

7–23: Ощущаю ли я, что некоторые недостатки уменьшились или совсем исчезли? _____ Опишите.

_____

_____

_____

_____

_____

_____

_____

_____

_____

7–24: Какие действия я совершаю (или воздерживаюсь совершать), когда сознаю улучшение (например, не тянусь за сигаретой в провокационных ситуациях)?

_____

_____

_____

_____

_____

_____

_____

_____

_____

7–25: Понимаю ли я, что «просьба» Седьмого Шага—это процесс, который будет продолжаться всю мою жизнь? _____ Почему?

_____

_____

_____

_____

_____

_____

_____

_____

7–26: Каким образом принципы «передавать другим то, что мы получили» и «быть полезными» задействуются в этом процессе?

_____
_____
_____
_____
_____
_____
_____
_____
_____
_____

7–27: Как молитва Седьмого Шага влияет и воздействует на мою жизнь сегодня?

_____
_____
_____
_____
_____
_____
_____
_____
_____
_____
_____

Молитва Седьмого Шага

«Моя Высшая Сила, я отдаю себя в Твои руки и смиренно прошу Тебя, освободи меня от дефектов моего характера, чтобы я мог(ла) помогать другим. Пожалуйста, даруй мне желание, мужество и силу, чтобы через мои действия я мог(ла) выражать Твою любовь и мудрость. Аминь».

Восьмой Шаг

Составили список всех людей, кому мы навредили, и обрели готовность возместить им всем ущерб

Восьмой Шаг просит только того, чтобы мы составили список и стали готовыми возместить ущерб. Здесь мы не возмещаем никакого ущерба, и даже не принимаем окончательного решения, будем ли мы возмещать ущерб *всем, кому мы причинили зло, включая самих себя.* На данный момент мы просто сосредотачиваемся на составлении списка и обретении готовности.

Сейчас мы начинаем включать в список других людей, за пределами сообщества, которым мы причинили ущерб в результате нашего болезненного пристрастия. Наша зависимость от никотина приводила к такому поведению и отношению к жизни, которые негативно влияли на тех, кто был нам дорог (или мог бы стать дорогим), а также на знакомых и даже совсем посторонних людей. Это могут быть люди, или даже домашние животные, которые уже ушли из жизни, или которых мы никогда не встретим снова. Это даже могут быть люди, которым мы причинили ущерб во время нашего процесса выздоровления. Не важно, по какой причине или без причины, преднамеренно или случайно, по нашей инициативе или по чьей-то еще мы совершили поступок. В Восьмом Шаге мы оставляем всё это в стороне и сосредотачиваем внимание только на вреде или ущербе, который мы нанесли своим поведением и отношением к происходящему. Мы рассматриваем все ситуации, когда мы относились к кому-то неуважительно или обрекали окружающих на пассивное курение рядом с нами, или же когда мы бездумно замусоривали всё вокруг, выбрасывая окурки или выплёвывая жевательный табак.

Составили список всех людей, которым мы причинили зло, во-первых, чтобы мы смогли в полной мере осознать последствия наших действий. Просмотреть то, что мы написали в нашей инвентаризации Четвертого Шага может помочь нам в работе по Восьмому Шагу. Существенно важно написать имена (или случаи, в которых мы не можем вспомнить имен), а не просто попытаться отследить их в уме. Вы можете хранить ваши записи в безопасном месте, до тех пор, пока вы не решите, что пришло время поделиться ими с другими людьми.

Спросите себя:

8–1: Какими многими различными способами может один человек причинить вред другому человеку?

_____

_____

_____

_____

_____

_____

_____

_____

_____

_____

8–2: Какими из этих способов я причинял / причиняю вред другим людям?

_____

_____

_____

_____

_____

_____

_____

_____

_____

8–3: Начиная с детства и до настоящего момента, воровал(а) ли я, лгал(а), хитрил(а), обманывала(а) доверие, высмеивал(а), причинял(а) беспокойство, сплетничал(а), пренебрежительно относился(-ась), манипулировал(а), навязывал(а) своё мнение, подавал(а) дурной или низменный пример детям, причинял(а) физический ущерб человеку или наносил(а) повреждения имуществу? _____ Опишите и составьте список.

_____

_____

_____

_____

_____

_____

_____

_____

_____

_____

8–4: Каким людям, группам людей, домашним животным, местам, вещам или имуществу я особенно сильно навредил(а) по причине моего употребления никотина?

_____

_____

_____

_____

_____

_____

_____

_____

8–5: Есть или были ли определенные люди или категории людей, которым я привычно причиняю вред, не уважаю, отношусь пренебрежительно и т.д.?

_____

_____

_____

_____

_____

_____

_____

8–6: Какие я могу выделить у себя устойчивые формы поведения, которые причиняют вред мне и другим людям?

_____

_____

_____

_____

_____

_____

_____

_____

8–7: Причинял(а) ли я ущерб просто по причине неосторожности? _____ Если да, то когда?

_____

_____

_____

_____

_____

8–8: Какие чувства—такие как гнев, ресентимент, ревность, нетерпимость—вовлечены в эти формы поведения? _____ Почему?

_____

_____

_____

_____

_____

_____

8–9: В состоянии ли я принять, что независимо от причины или чувства, которые управляли моим поведением, я несу ответственность, и возместить ущерб может быть необходимо? _____

8–10: Каким образом я могу организовать мой список? _____ По моим отношениям с другими людьми? _____ По периодам жизни? _____ По местам? _____ По формам поведения? _____ Поясните, почему.

_____

_____

_____

_____

_____

8–11: Каким людям я причинил(а) ущерб в самое недавнее время?

_____

_____

_____

_____

8–12: Кому я нанёс(ла) ущерб с того времени, как впервые употребил(а) никотин?

_____

_____

_____

_____

_____

8–13: Как я навредил(а) себе и в чём я себя ограничил(а) употреблением продуктов никотина?

_____

_____

_____

_____

_____

_____

8–14: Как я навредил(а) себе и в чём я себя ограничил(а) другими формами поведения?

_____

_____

_____

_____

_____

8–15: Кого из моего списка, как теперь я признаю, мне нужно простить за тот ущерб, который они причинили мне?

_____

_____

_____

_____

_____

_____

Преисполнились желанием загладить свою вину перед ними, потому что желание—это то, с чего начинаются изменения, и снова, тщательность—это наша предпочтительная цель. Самооправдания могут быть очень убедительными, но в полной мере возместить ущерб означает произвести позитивные изменения в нашем поведении и уменьшить потенциальную возможность нанесения нами ущерба в будущем.

Хотя возмещение ущерба следует делать со смирением, мы поступаем так не для того, чтобы почувствовать себя приниженными, или даже возвыситься над другими людьми. Восьмой Шаг—это начало процесса, ведущего к ощущению равенства с другими людьми. Мы «исправляем наше поведение» и живем смиренно в мире с другими людьми. Однако, когда мы будем работать по Девятому Шагу, станет ясно, что этот процесс не предназначен для эмоционального вываливания мусора, чтобы облегчиться от наболевшего за счет других людей, и не предполагает брутальной честности, которая может нанести дальнейший ущерб.

Спросите себя:

8–16: Что помогало мне обретать готовность работать по этим Шагам до настоящего момента?

_____

_____

_____

_____

_____

8–17: Какими конкретно способами помогли мне мой спонсор, моя Высшая Сила и/или другие члены моей группы обрести готовность работать по этому Шагу?

_____

_____

_____

_____

8–18: Какую пользу я получил(а) от того, что стал готовым возместить ущерб?

_____

_____

_____

_____

_____

8–19: Когда я по факту совершаю возмещение ущерба, какую пользу, на мой взгляд, я от этого получу?

_____

_____

_____

_____

8–20: Какую пользу, по моим ожиданиям, принесёт другим людям моё возмещение ущерба?

_____

_____

_____

_____

8–21: Как я могу _обрести готовность_ в тех случаях, когда я _не хочу_ возмещать ущерб?

_____

_____

_____

_____

_____

8–22: Испытываю ли я на людей в целом ресентимент, препятствующий моей готовности возмещать ущерб? _____ Поясните.

_____

_____

_____

_____

_____

_____

8–23: Есть ли такие люди, которым я боюсь возмещать ущерб? _____ Составьте их список и опишите, почему возникает страх.

_____

_____

_____

_____

_____

_____

8–24: Готов(а) ли я применять на практике молитву Третьего Шага и «молиться обо всех, к кому я не был добр, и просить, чтобы им был дарован такой же мир, какой ищу я сам»?_____

8–25: Могу ли я разделить мой список на тех, кому я могу произвести прямое возмещение ущерба, и тех, кому потребуется непрямое или общего характера возмещение ущерба? _____ Составьте два списка.

_____

_____

_____

_____

_____

_____

_____

_____

_____

_____

_____

_____

_____

_____

8–26: Какого рода действия могу я предпринять, чтобы произвести непрямое или общего характера возмещение ущерба?

_____

_____

_____

_____

_____

_____

_____

_____

_____

8–27: Понимаю ли я, что только лишь сказать «Мне очень жаль» может быть недостаточно, чтобы на самом деле возместить ущерб? _____ Поясните.

_____

_____

_____

_____

_____

_____

_____

_____

8–28: Понимаю ли я, что одного лишь изменения моего поведения может быть недостаточно, чтобы на самом деле возместить ущерб? _____ Поясните.

_____

_____

_____

_____

_____

_____

_____

_____

8–29: Если я «застрял(а)» и мне на ум не приходит, кому я причинил(а) ущерб кроме самого(-ой) себя, готов(а) ли я держать ум открытым на случай, если потом вспомню кого-нибудь из них? _____

8–30: Могу ли я отследить, как моя честность, мужество, вера, смирение и сострадание возросли в результате работы по этому Шагу? _____ Опишите, как и почему для каждого из этих качеств.

_____

_____

_____

_____

_____

_____

_____

_____

_____

8–31: Могу ли я отследить, как развились мои отношения с моей Высшей Силой в результате работы по этому Шагу?

_____

_____

_____

_____

_____

_____

_____

_____

_____

_____

Девятый Шаг

Напрямую возмещали причиненный этим людям ущерб, где это было возможно, кроме тех случаев, когда это могло повредить им или кому-либо ещё

Девятый Шаг задействует все позитивные черты характера, которые мы восстановили и/или развили к настоящему моменту в работе по Шагам. Этот факт подчеркивает значимость, почему мы работаем по этим Шагам по порядку. Наш духовный процесс помогает обрести веру и доверие, которые нам необходимы, чтобы работать по этому Шагу.

Подготовка к возмещению ущерба включает в себя тщательное обсуждение с нашим спонсором, ясность относительно нашей способности простить первыми, честность и осознанность на протяжении всего процесса. Ожидание разговора с одними людьми может вызывать у нас радость и надежду на улучшение отношений, с другими же—сомнения и страх. Вопреки нашим прогнозам и *предчувствиям*, в реальности всё может произойти совсем не так, как мы ожидали. Будет благоразумно оставаться в реальности настоящего момента. Прежде чем фактически возмещать ущерб, многие опытные участники находят очень полезным обсудить каждое возмещение ущерба с доверенным лицом и/или спонсором.

Некоторые люди рассматривают возмещение ущерба в трёх аспектах: Разрешение проблемы, Восстановление и Исправление. Это может предполагать окончательное разрешение ситуации, возврат к прежнему положению вещей и/или исцеление и исправление того, что было разрушено—как материального, так и абстрактного (например, отношений). Мы хотим пробудиться для нового опыта, выйдя за пределы зависимого эгоцентризма. Наши действия изменятся. Духовность: сострадание и более глубокое понимание человеческой природы приходят к нам во время работы над этим Шагом.

Некоторые из нас начинают с **прямого возмещения ущерба** тем людям, с кем легко связаться. Другие—с общего или непрямого возмещения ущерба людям, с кем они не могут связаться или с кем было бы неблагоразумно или неуместно контактировать. Третьи же начинают с возмещения ущерба в местах, где они выбрасывали окурки или выплевывали табак.

Члены Анонимных Никотинозависимых могут найти творческие способы произвести не прямое возмещение ущерба. Это может включать в себя чтение письма на краю могилы, предложение сделать добрые дела для оставшихся в живых членов семьи, или внесение пожертвований в какую-либо конкретную благотворительную организацию.

Спросите себя:

9–1: Ясно ли я себе представляю, что такое «прямое возмещение ущерба»? _____ Поясните.

_____

_____

_____

_____

_____

9–2: Как я подготовил(а) себя к совершению прямого возмещения ущерба?

_____

_____

_____

_____

_____

9–3: Регулярно ли я контактирую с моим спонсором и моей Высшей Силой?

_____

_____

_____

_____

_____

9–4: Каким образом работа по Девятому Шагу требует нового уровня самоотдачи процессу выздоровления и принципам Программы?

_____

_____

_____

_____

_____

9–5: Чувствую ли я, что готов(а) произвести прямое возмещение ущерба? _____ Почему?

_____

_____

_____

_____

_____

9–6: Какие ситуации возмещения ущерба я откладываю на потом или не решаюсь приступить и почему?

_____

_____

_____

_____

9–7: Бывало ли так, что я обещал(а) что-либо или даже возмещал(а) ущерб, а затем продолжал(а) наносить ущерб тем же самым способом? _____ Поясните.

_____

_____

_____

_____

9–8: Что мне помогает сосредоточить внимание только на моих действиях, когда я возмещаю ущерб кому-то, кто также причинил вред мне?

_____

_____

_____

_____

9–9: Способен(-на) ли я прощать так же, как надеюсь, что другие будут прощать меня? _____ Поясните.

_____

_____

_____

_____

9–10: Почему так важно смочь простить (себя и/или другого человека) прежде, чем предложить возместить ущерб?

_____

_____

_____

_____

9–11: Есть ли в моём списке Восьмого Шага те, кто навредил мне настолько сильно, что я не готов(а) или не могу возмещать им ущерб? _____ Поясните.

_____

_____

_____

_____

_____

9–12: Как возмещение ущерба влияет на моё стремление к постоянному изменению?

_____

_____

_____

_____

_____

9–13: Как я могу положиться на мою Высшую Силу, чтобы она успокоила меня, что со мной будет всё хорошо после того как я предложу возмещение ущерба, требующее определённых жертв с моей стороны?

_____

_____

_____

_____

_____

9–14: Ясна ли мне цель Девятого Шага? _____ Поясните.

_____

_____

_____

_____

_____

9–15: Как невозмещенный с моей стороны ущерб препятствует моему выздоровлению?

_____

_____

_____

_____

_____

9–16: Каковы мои ожидания, как другие люди будут реагировать на мои жесты доброй воли?

_____

_____

_____

_____

_____

9–17: С какими людьми, по моим ожиданиям, этот Шаг пройдет благополучно, с кем—проблематично, с кем—рискованно? _____ Для каждого человека опишите, почему.

_____

_____

_____

_____

_____

_____

_____

_____

_____

_____

9–18: После того как я искренне предложил(а) возместить ущерб и это было отвергнуто, как я могу справиться с этим или решить, что я буду делать в этом случае?

_____

_____

_____

_____

_____

9–19: Ясно ли я понимаю в каждой ситуации, что я готов(а) делать и что не готов(а), чтобы исправить причиненный ущерб? _____ Поясните.

_____

_____

_____

_____

_____

_____

_____

9–20: По мере того как я возмещаю ущерб, ощущаю ли я эмоциональное облегчение? _____ Опишите.

_____

_____

_____

_____

_____

_____

_____

_____

_____

9–21: Каким образом я переживаю новое ощущение свободы?

_____

_____

_____

_____

_____

_____

_____

_____

_____

_____

_____

9–22: Что я делаю, чтобы поддерживать мою решимость продолжать возмещать ущерб?

_____

_____

_____

_____

_____

_____

9–23: Каким образом я изменю (исправлю) мое поведение по отношению к каждому человеку, как только я принесу извинения и признаю мою ответственность?

_____

_____

_____

_____

_____

_____

_____

9–24: Как я буду совершать непрямое, анонимное или жизненное возмещение ущерба, чтобы разрешить те ситуации, где прямое возмещение ущерба невозможно или неуместно? _____ Опишите для каждого человека, группы или места.

_____

_____

_____

_____

_____

_____

_____

_____

9–25: Каким образом я буду возмещать ущерб самому себе?

_____

_____

_____

_____

_____

_____

_____

_____

Кроме тех случаев, когда это могло повредить им или кому-либо другому— важный элемент этого Шага. Наши спонсоры и Высшая Сила могут дать нам ценное руководство, когда мы выносим эти суждения. Как утверждается в Восьмом Шаге в подготовке к Девятому Шагу—этот процесс не предназначен для эмоционального вываливания мусора, чтобы облегчиться от наболевшего за счет других людей, и не предполагает брутальной честности, которая может нанести дальнейший ущерб. Смирение учит нас тому, что мы не идеальны и можем ошибиться, поэтому мы должны всегда как можно яснее понимать свои намерения и быть готовыми извиниться, если были неправы.

Спросите себя:

9–26: Насколько ясно я оцениваю для каждого человека, что моё возмещение ущерба не причинит вреда впоследствии?

_____

_____

_____

_____

_____

_____

_____

_____

_____

9-27: Каков риск причинения ещё бóльшего ущерба каждому из людей в списке возмещений ущерба, которые я собираюсь совершить?

_____

_____

_____

_____

_____

_____

_____

_____

_____

9–28: Пересмотрел(а) ли я с моим спонсором, моей Высшей Силой и/или другим человеком, которому я доверяю, мои планы относительно особенных случаев возмещения ущерба? _____ Что нового для себя я открыл(а) в результате этих дискуссий?

_____

_____

_____

_____

_____

_____

_____

_____

_____

_____

_____

Десятый Шаг

Продолжали проводить личную инвентаризацию и, когда совершали ошибки, сразу же признавали это

Десятый Шаг—это наша повседневная работа и размышление. Самоосознание и ответственность существенно важны для нашего выздоровления. Когда мы употребляли никотин, мы были своекорыстны и эгоистичны. Благодаря нашей работе по Шагам, проделанной к настоящему моменту, наша способность быть кристально честными с самими собой и действовать с осознанным состраданием и мужеством возросла. Однако, никотин—коварный, сильный и терпеливый, и наши недостатки имеют давнюю историю. Нам необходимо постоянно быть бдительными, чтобы сохранять наше выздоровление и смирение.

Мы **продолжали самоанализ,** чтобы нести ответственность за наше поведение и уменьшить риск соскальзывания обратно в наши дефекты характера. Мы хотим действовать осознанно и отдавать себе отчет во всем, что мы делаем неправильно, так же, как и что делаем правильно. Мы сосредотачиваем внимание на нашей собственной личной инвентаризации, а не на инвентаризации других людей.

Спросите себя:

10–1: В чем предназначение Десятого Шага, и чем он полезен конкретно для меня?

_____

_____

_____

_____

10–2: Почему самоосознание и ответственность существенно важны для моего выздоровления?

_____

_____

_____

_____

10–3: Какие ежедневные рекомендованные программой действия я предпринимаю для поддержания моего выздоровления?

_____

_____

_____

_____

_____

10–4: Регулярно ли я советуюсь с моим спонсором и Высшей Силой? _____

10–5: Есть ли ситуации, в которых я не прав(а), и которыми *не* готов(а) поделиться с моим спонсором? _____ (Задавайте себе такой вопрос ежедневно). Поясните.

_____

_____

_____

_____

_____

_____

_____

_____

_____

10–6: Есть ли что-то, что я должен(-на) был(а) сделать сегодня, но не сделал(а)? _____ Почему?

_____

_____

_____

_____

_____

_____

_____

_____

10–7: Существуют ли такие люди, места и обстоятельства, которые регулярно создают сложности для моего выздоровления? _____ Определите.

_____

_____

_____

_____

_____

_____

_____

10–8: Есть ли у меня такие личностные установки и реакции, которые регулярно осложняют мое выздоровление? _____ Опишите.

_____

_____

_____

_____

_____

_____

10–9: Какие средства или методы я могу использовать для регулярной самопроверки?

_____

_____

_____

_____

_____

10–10: Может ли личный журнал или дневник стать моим способом ежедневно отслеживать, как я взаимодействую и что я чувствую? _____ Почему?

_____

_____

10–11: Отслеживаю ли я, когда я поступил *правильно*, так же, как и то, когда я поступил *неправильно*? _____ Почему?

_____

_____

_____

_____

10–12: Какие чувства и стремления мотивируют мое поведение сегодня? _____ Задавайте себе такой вопрос ежедневно.

_____

_____

_____

_____

_____

10–13: Свойственны ли мне какие-либо типичные повторяющиеся первые реакции, как только я сознаю, что совершил(а) ошибку? _____ Опишите.

_____

_____

_____

_____

_____

_____

10–14: Нахожу ли я, что одержим(а) чем-то сегодня? _____ Поясните.

_____

_____

_____

_____

_____

_____

10–15: Пренебрегал(а) ли я тем, что был(а) голодным(-ой), злым(-ой), одиноким(-ой) или усталым(-ой) сегодня? _____ Опишите.

_____

_____

_____

_____

_____

10–16: Хорошо ли я обращался(-ась) с собой сегодня? _____ Опишите.

_____

_____

_____

_____

_____

10–17: В каких из недавних эмоционально заряженных ситуаций не требовалось ничего делать в ответ, кроме как просто прожить чувства?

_____

_____

_____

_____

_____

_____

_____

10–18: Случились ли в недавнем времени события, на которые я не был(а) уверен(а), как реагировать, и реагировать ли вообще? _____ Поясните.

_____

_____

_____

_____

_____

_____

_____

_____

10–19: Какие дефекты характера я обнаруживаю у себя сейчас, которые я упустил(а) или не обратил(а) внимания в инвентаризации Четвертого Шага?

_____

_____

_____

_____

_____

_____

_____

_____

10–20: Что поможет мне проводить мою работу по Десятому Шагу позитивно и доброжелательно, и в то же время честно?

_____

_____

_____

_____

10–21: Какой вклад в возмещение ущерба может внести моё служение на домашней группе, в Интергруппе и/или Всемирном Совете Обслуживания?

_____

_____

_____

_____

10–22: Протягиваю ли я руку помощи, чтобы оказать радушный прием новичкам?
_____

10–23: Вижу ли я, за что я могу быть благодарным(-ой) сегодня? _____

10–24: Добавляю ли я что-то новое к моему списку благодарностей?

_____

_____

_____

_____

Когда допускали ошибки, сразу признавали это—это не предъявить претензии к самому себе, как многие из нас делали, особенно до того, как начали выздоравливать. Даже понимание, что «правильно», и что «не правильно», может не всегда быть ясным для нас. Работа по Шагам под руководством Высшей Силы и спонсора помогает нам решить, что для нас истинно. Когда мы всем нутром чувствуем несоответствие между нашим поведением и нашими идеалами, бывает полезным прислушаться к сигналам тела.

Смирение дает нам возможность проводить различие между правильным поведением и уверенностью в собственной правоте. Мы распознаем проблемы, которые у нас случаются, когда мы прячемся, отрицаем или медлим принимать на себя нашу ответственность за наши неправильные действия.

Первый человек, перед которым мы признаем наши ошибки—это мы сами. Иногда мы—единственные, кто задействован в нашей ошибке, но мы не хотим игнорировать или сбрасывать со счетов эти инциденты только потому, что они напрямую не затронули другого человека. Предвзятые суждения и нетерпимость, даже не высказанные вслух, требуют нашего немедленного внимания.

С ошибками, совершёнными по отношению к другим людям, лучше всего разбираться сразу же, как только позволяют обстоятельства. В большинстве случаев мы находим полезным установить регулярный порядок в определенное время суток, обычно в конце дня, и детализировано поразмышлять над всем, в чём мы потерпели неудачу на протяжении насыщенного дня. Мы можем затем определить, что мы можем сделать и когда мы можем это сделать, чтобы нести за это ответственность. Наша духовность возрастает по мере того, как мы повышаем наши стандарты и решаем *изменить то, что мы можем изменить*.

Спросите себя:

10–25: Как немедленное признание моей неправоты содействует достижению целей моего выздоровления?

_____

_____

_____

_____

_____

10–26: Какие сомнения или страхи я испытываю в связи с практическим выполнением этого Шага?

_____

_____

_____

_____

_____

10–27: Продолжаю ли я следить за тем, чтобы не причинять дополнительного вреда признанием моих ошибок?

_____

_____

_____

_____

_____

_____

10–28: Существуют ли определенные сферы моей жизни, на которые мой спонсор хочет обратить мое внимание? _____ Поясните.

_____

_____

_____

_____

10–29: Каковы мои стратегии урегулирования ситуаций, когда я злюсь или кто-то злится на меня?

_____

_____

_____

_____

10–30: Каковы были реакции людей, перед которыми я извинился(-ась) или признал(а) свою неправоту?

_____

_____

_____

_____

10–31: Каковы были результаты практического выполнения Десятого Шага?

_____

_____

_____

_____

10–32: Какие угрозы и проблемы создаются из-за того, что я не принимаю меры сразу же после того, как совершил(а) ошибку?

_____

_____

_____

_____

10–33: В каких невысказанных или незамеченных ошибках мне нужно было признаться в недавнем времени?

_____

_____

_____

_____

_____

_____

_____

10–34: За последнее время, оправдывал(а) ли я своё неправильное поведение тем, что таким образом я реагировал(а) на неправильные действия, совершённые по отношению ко мне? _____ Поясните.

_____

_____

_____

_____

_____

_____

_____

_____

10–35: За последнее время, оправдывал(а) ли я неправильное поведение, извращённо применяя какой-либо принцип программы? _____ Поясните.

_____

_____

_____

_____

_____

_____

_____

10–36: Если я обнаружу у себя неправильные действия, которые я совершаю снова и снова, несмотря на благие намерения, буду ли я рассматривать обращение за профессиональной помощью как один из вариантов? _____ Поясните.

_____

_____

_____

_____

_____

10–37: Если я замечу напряжённость в каких-либо отношениях и не буду понимать, в чём причина, могу ли я быть готовым(-ой) спросить, не сделал(а) ли я чего-то, что могло вызвать некий разлад? _____ Поясните.

_____

_____

_____

_____

_____

_____

_____

10–38: Как работа по Десятому Шагу делает жизнь в настоящем моменте более ясной и комфортной?

_____

_____

_____

_____

_____

_____

_____

_____

_____

10–39: Как работа по Десятому Шагу улучшила мои отношения с другими людьми?

_____

_____

_____

_____

_____

_____

_____

_____

10–40: Как готовность надлежащим образом признать любую неправоту способствовала моему духовному росту и развитию отношений с моей Высшей Силой?

_____

_____

_____

_____

_____

_____

_____

_____

_____

_____

_____

_____

_____

_____

Одиннадцатый Шаг

Стремились путём молитвы и медитации улучшить свой осознанный контакт с Богом, как мы понимали Его, молясь лишь о знании Его воли для нас и о силах для ее исполнения

Одиннадцатый Шаг утверждает и исследует значимость наших духовных отношений. Двенадцать Шагов—это духовное путешествие выздоровления, которое началось, когда мы *поверили, что Сила, более могущественная, чем мы сами, может вернуть нам здравомыслие.* Здесь мы ставим эту духовную связь в центр нашего особенного внимания. Наша цель—развивать и улучшать наше понимание, и наши взаимоотношения с нашей Высшей Силой, и быть готовыми следовать этому духовному руководству.

Стремились путем молитвы и медитации улучшить наш осознанный контакт с нашей Высшей Силой, с тем, чтобы мы могли углубить эти очень личные отношения с Силой, более могущественной, чем мы сами. Это наша ответственность—искать, устанавливать и совершенствовать эту связь. Терминами «молитва» и «медитация» мы обозначаем своё духовное взаимодействие с нашей Высшей Силой: то, как мы обращаемся к Ней, и слушаем, что Она говорит. Также это может быть и тихим временем умиротворения и спокойствия, из которых рождаются мудрость, ясность ума и мужество.

Члены Анонимных Никотинозависимых описывают, как они переживают осознанное ощущение Высшей Силы в самых различных формах. Это может прийти от осознания грандиозности всего сущего или мистических переживаний, во время религиозных обрядов или созерцания природы, общения с другими анонимными или спонсором, или же во время уединённых размышлений, в форме невероятной силы прозрения или загадочных "совпадений". Каждый член Анонимных Никотинозависимых открывает и определяет свой собственный духовный путь.

Спросите себя:

11–1: Как мои представления или практика молитвы и медитации изменились с тех пор, как я начал(а) работать по этим Шагам?

_____

_____

_____

_____

_____

11–2: Нахожу ли я полезным выработать свои собственные ежедневные духовные практики? _____ Поясните.

_____

_____

_____

_____

_____

_____

_____

11–3: Как я совершенствую мой осознанный контакт с моей Высшей Силой?

_____

_____

_____

_____

_____

_____

11–4: Какие чувства и мысли обычно возникают, когда я сажусь медитировать в тишине?

_____

_____

_____

_____

_____

_____

11–5: Существуют ли такие чувства и/или аспекты моей жизни, по поводу которых мне трудно быть честным с моей Высшей Силой? _____ Поясните.

_____

_____

_____

_____

_____

_____

_____

11–6: Были ли такие ситуации, в которых я испытывал(а) замешательство, разочарование, и/или злился на мою Высшую Силу? _____ Поясните.

_____

_____

_____

_____

_____

11–7: Как бы я описал(а) мой духовный путь?

_____

_____

_____

_____

_____

_____

11–8: В чем разница между религией и духовностью, как я понимаю эти концепции?

_____

_____

_____

_____

_____

_____

11–9: Есть ли что-то похожее между слушанием членов НикА, высказывающихся на собрании, и некоторой формой медитации?

_____

_____

_____

_____

_____

_____

11–10: Каким образом молитва и медитация повысили качество моего выздоровления и обогатили мой жизненный опыт?

_____

_____

_____

_____

_____

11–11: Что я сделал(а), чтобы углубить понимание моей духовной сущности?

_____

_____

_____

_____

_____

Молитва лишь о знании Его воли для нас и о силах для ее исполнения даёт нам возможность исполнять высшее предназначение и не быть сбитыми с толку или не увлекаться соблазнительными импульсами нашего болезненного пристрастия или наших дефектов характера. Мы ищем мудрости увидеть разницу между установками и действиями, которые соответствуют нашим духовным принципам, и теми, которые удерживают нас в состоянии некой формы безумия—делать одни и те же самые вещи снова и снова и ожидать разных результатов.

У Анонимных Никотинозависимых есть три одобренные Конференцией молитвы: Молитва о Душевном Покое, Молитва Третьего Шага и Молитва Седьмого Шага. В своих личных практиках членам НикА рекомендуется также использовать другие молитвы, аффирмации или медитации, которые близки и утешительны для них.

Спросите себя:

11–12: Каких знаний я ищу от моей Высшей Силы?

_____

_____

_____

_____

_____

11–13: Каким образом мои понятия о капитуляции и смирении помогают мне работать по этому Шагу?

_____

_____

_____

_____

_____

11–14: Как я определяю разницу между моей волей и волей моей Высшей Силы в общем смысле, и когда я сталкиваюсь со сложной ситуацией?

_____

_____

_____

_____

_____

11–15: Существуют ли определенные ситуации или периоды времени, когда я с готовностью ищу волю моей Высшей Силы для меня? _____ Опишите.

_____

_____

_____

_____

11–16: Существуют ли определённые ситуации или периоды времени, когда я сопротивляюсь или отказываюсь выполнять волю моей Высшей Силы для меня? _____ Опишите.

_____

_____

_____

_____

11–17: Вызывает ли у меня отвращение применение мужского рода к Высшей Силе, и если это так, как я могу сосредоточиться на смысле и фундаментальной цели Одиннадцатого Шага?

_____

_____

_____

_____

_____

11–18: Что я делаю, если я совершаю ошибки, когда пытаюсь выполнить волю моей Высшей Силы для меня?

_____

_____

_____

_____

_____

11–19: Что я делаю, когда мой осознанный контакт открывает знание или озарение? _____ Опишите конкретные примеры.

_____

_____

_____

_____

_____

11–20: Когда я вспоминаю мои действия в процессе работы по этим Шагам, могу ли я описать, как Сила, более могущественная, чем я сам(а), присутствовала и помогала мне сделать большее, чем я ожидал(а) от себя?

_____

_____

_____

_____

_____

_____

11–21: Помимо работы по Шагам, как я переживаю Высшую Силу в моей повседневной жизни?

_____

_____

_____

_____

_____

11–22: Как моя духовность изменила мои взаимодействия с другими людьми и в различных ситуациях?

_____

_____

_____

_____

_____

11–23: Как мои действия согласовываются с целями и свойствами моей Высшей Силы?

_____

_____

_____

_____

_____

11–24: Что я понял(а) о том, что такое высшее предназначение, и как бы я описал то, что я верю, является моим высшим предназначением?

_____

_____

_____

_____

_____

11–25: Что, как я верю, является волей моей Высшей Силы для меня?

_____

_____

_____

_____

_____

11–26: Какие личностные характеристики помогают мне выполнять волю моей Высшей Силы для меня?

_____

_____

_____

_____

_____

_____

11–27: Что для меня означает самоотдача, и как это применимо к тому, как я работаю по этому Шагу?

_____

_____

_____

_____

_____

_____

11–28: Как другие люди в моей жизни относятся к моему духовному пути?

_____

_____

_____

_____

_____

Двенадцатый Шаг

Испытав духовное пробуждение в результате этих шагов, мы старались нести эту весть тем, кто употребляет никотин, и применять эти принципы во всех наших делах

Двенадцатый Шаг, казалось бы, последний Шаг, но это не значит, что мы на завершающем этапе. Мы достигли многого, и это открывает путь к целеустремленной жизни. Есть такие члены Анонимных Никотинозависимых, которые в процессе работы по Двенадцатому Шагу, немедленно возвращаются к Первому Шагу, и работают по Шагам снова с обретенным более глубоким пониманием. Другие могут подождать, но все равно знают, что работа по Шагам— это продолжающийся процесс. Мы работаем по Двенадцатому Шагу со все возрастающей благодарностью за то, что эта программа дала нам, и приступаем к действиям, чтобы дать знать другим потребителям никотина, что есть надежда в процессе выздоровления.

Испытав духовное пробуждение в результате этих шагов, от капитуляции в Первом Шаге до совершенствующегося осознанного контакта в Одиннадцатом Шаге, наше духовное сознание возросло. Мы больше не покрыты пеленой тьмы нашего болезненного пристрастия. Мы преодолели наши страхи несостоятельности и близости. В наших решениях и действиях мы руководствуемся духовными принципами и мы проживаем жизнь на ее условиях—изменяя то, что мы можем изменить, и принимая то, что не можем.

Спросите себя:

12–1: Как бы я описал мой опыт духовного пробуждения в результате моей работы по Шагам?

_____

_____

_____

_____

_____

12–2: Что я делаю, чтобы поддерживать мое духовное пробуждение?

_____

_____

_____

_____

_____

_____

_____

12–3: Как изменились мои чувства по отношению к самому себе?

_____

_____

_____

_____

_____

12–4: Как изменились мои чувства по отношению к другим людям в моей жизни?

_____

_____

_____

_____

_____

12–5: Приходили ли ко мне мысли, что я в окончании, или в завершающем моменте, некого процесса? _____ Поясните.

_____

_____

_____

_____

_____

12–6: В каких отношениях мой жизненный путь изменился?

_____

_____

_____

_____

12–7: Какие новые возможности я предвижу для себя?

_____

_____

_____

_____

_____

_____

Мы старались нести эту весть тем, кто употребляет никотин с тем, чтобы они могли обрести ту самую свободу, за которую мы так благодарны. Наши действия совершаются в духе безусловной любви, бескорыстного служения и верной приверженности нашим программным принципам. Мы знаем, что мы получили «дар». Мы не ожидаем вознаграждения за наши усилия ни в какой форме, кроме как в опыте нашего Содружества, «мы сохраняем этот дар, передавая его другим». Мы служим Содружеству и поддерживаем его способность совершать что-то хорошее, служить доброй цели, особенно для пристрастившихся к никотину, которые все еще страдают.

Спросите себя:

12–8: Что значит для меня «доносить весть», и каким образом это может быть сделано?

_____

_____

_____

_____

_____

12–9: Сколькими разными способами довелось мне доносить весть?

_____

_____

_____

_____

_____

12–10: Как я применяю на практике инструменты служения в Анонимных Никотинозависимых?

_____

_____

_____

_____

_____

_____

12–11: Что я чувствовал(а), когда делился(-ась) тем, что я узнал(а), с «ветеранами» Сообщества Анонимных Никотинозависимых?

_____

_____

_____

_____

_____

_____

12–12: Что я чувствовал(а), когда делился (-ась) тем, что я узнал(а), с новичками?

_____

_____

_____

_____

_____

12–13: Что я чувствовал(а), когда делился(-ась) тем, что я узнал(а), с теми, которые никогда не слышали об Анонимных Никотинозависимых ранее, но хотели бы прекратить употреблять никотин?

_____

_____

_____

_____

_____

12–14: Как я проявляю безусловную любовь, когда пытаюсь помочь другому зависимому от никотина?

_____

_____

_____

_____

_____

_____

12–15: Как эгоцентризм болезненного пристрастия заменяется бескорыстным служением другим людям?

_____

_____

_____

_____

_____

12–16: Будучи спонсором, даю ли я советы или делюсь моим опытом? _____
Поясните.

_____

_____

_____

_____

_____

_____

_____

12–17: Как я «несу весть» своей жизнью?

_____

_____

_____

_____

_____

_____

Применять эти принципы во всех наших делах означает сохранять нашу полную и постоянную приверженность тем ценностям, которые исцелили нашу жизнь. Наше смирение показывает нам, что мы отнюдь не «идеальные персонажи», и нам необходимо постоянно тренироваться быть такими людьми, которых мы уважали бы, во всех областях нашей жизни. Это означает в наших взаимодействиях на работе, с семьёй и друзьями, и всеми другими людьми, с которыми мы контактируем в повседневной жизни. Мы делаем это, применяя на практике духовные принципы, которые освободили нас от нашего активного болезненного пристрастия, вернули нас к здравомыслию и обогатили наш опыт.

Спросите себя:

12–18: На данный момент, как я научился(-ась) включать в свою жизнь следующие принципы каждого Шага:

Первый Шаг—Честность

_____

_____

_____

_____

_____

_____

Второй Шаг—Надежда

_____

_____

_____

_____

_____

_____

Третий Шаг—Вера

_____

_____

_____

_____

_____

_____

Четвертый Шаг—Прямота

_____

_____

_____

_____

_____

_____

Пятый Шаг—Доверие

_____
_____
_____
_____
_____
_____

Шестой Шаг—Готовность

_____
_____
_____
_____
_____
_____

Седьмой Шаг—Смирение

_____
_____
_____
_____
_____
_____

Восьмой Шаг—Сострадание

_____
_____
_____
_____
_____
_____

Девятый Шаг—Искренность

_____
_____
_____
_____
_____
_____

Десятый Шаг—Целостность

_____
_____
_____
_____
_____
_____
_____
_____

Одиннадцатый Шаг—Духовность

_____
_____
_____
_____
_____
_____
_____
_____

Двенадцатый Шаг—Самоотдача

_____
_____
_____
_____
_____
_____
_____

12–19: Практикую ли я эти принципы вне зависимости от того, как я себя чувствую в отдельно взятый день? _____ Поясните.

_____

_____

_____

_____

_____

_____

12–20: Существуют ли определенные ситуации, в которых мне кажется сложным применять эти принципы на практике? _____ Поясните.

_____

_____

_____

_____

_____

_____

_____

12–21: Что я делаю для поддержания моего выздоровления?

_____

_____

_____

_____

_____

_____

_____

_____

_____

*Если вы чувствуете, что проработали Шаги по этой Рабочей Тетради настолько глубоко и полноценно, насколько могли, и завершили Двенадцатый Шаг, **мы вас поздравляем!** Вы проделали основную работу над вашим выздоровлением! Мы призываем вас стать для кого-то спонсором в этой программе. Пожалуйста, работайте с новичками и помогите им открыть для себя прекрасные дары работы по Шагам.*

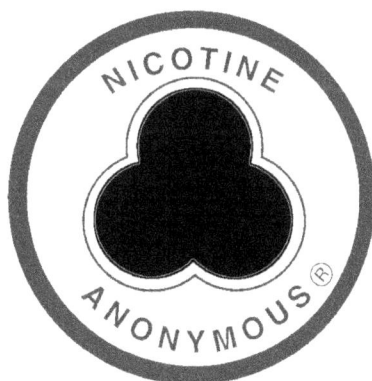

www.ingramcontent.com/pod-product-compliance
Lightning Source LLC
Chambersburg PA
CBHW080558030426
42336CB00019B/3245